JN103431

トレーニング

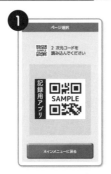

トレーニングするページの
2次元コードを読み取ります。

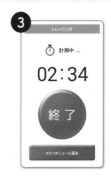

「開始」ボタンをタップすると、
時間計測が始まります。

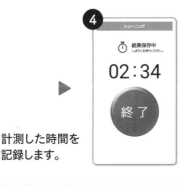

「終了」ボタンをタップします。

カメラへの
アクセス許可が
求められた場合は
許可してください。

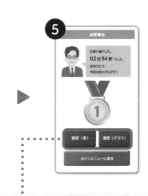

計測した時間を
記録します。

所要時間によりメダ
ルと川島先生の激
励メッセージがかわ
ります。

履歴（表・グラフ）

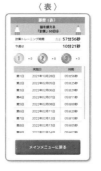

〈 表 〉

〈 グラフ 〉

トレーニングページの2次元コード
を読み取ると、確認できます。

どのページの2次元コードを
読み取っても、最新の履歴を見ることが
できます。

表は縦スクロールで最大
60日分まで表示されます。

＊「今週は」には、月曜日からのトレーニング
時間が表示されます。

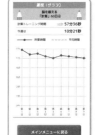

グラフは横スクロールで
最大60日分まで表示され
ます。

同じページを実施すると、記録は上書きされます。

メインメニューに戻る　**ボタンをタップすると、メインメニュー画面に戻ります。**

※トレーニング終了後は、通常の操作でスマホのホーム画面に戻ります。

目次

解答編 解答編は別冊になっています。ていねいにはがしてお使い下さい。

本書の使い方

1 「はじめに」を読む

▶

2 別冊の「トレーニングを始める前の前頭葉機能チェック」を行う

▶

3 第1日から1日に1枚ずつ、表と裏の計算を行う

▶

4 その週の前頭葉機能検査を行う

▶

5 巻末のグラフに記録を記入する

▶

6 **3**～**5**と同じことを繰り返す

「Ⅰカウンティングテスト」「Ⅱ単語記憶テスト」
「Ⅲストループテスト」

はじめに

東北大学教授　川島隆太

何のための本？

　脳を鍛える大人のドリルシリーズが出版されて15年以上の月日が経ちました。この間、脳に関するさまざまな知識や情報が増えましたが、このシリーズの意図するところは依然として陳腐化していません。

　わが国は超高齢社会に入ってきており、これからどんどん高齢者の人口が増えてくる一方、総人口は減るという現実に向き合わなければなりません。高齢化社会の中で社会全般を明るく保つためには、一人ひとり、個人が何歳であっても活き活きと前を向いて生きていられることが大前提となってきます。では、一人ひとりが活き活きと生きるということは、どうすれば達成できるでしょうか。これは心身が健康であることに尽きます。体の健康ということに関しては、毎日の運動習慣をもつことによって、ある程度維持できることは皆さんもご存知のことと思います。一方、脳の健康に関してはどうでしょうか。私は、脳を鍛える大人のドリルシリーズを通して、「脳をきちんと毎日使うことで、脳の健康も維持できる」ということを主張し、いろいろな研究で証明してきました。ですので、これからの超高齢社会の中で、ますます自分自身の脳を鍛えて、一人ひと

りが活き活きと生きていくことが大事になってきた、そういう時代だからこそ、もっともっと脳の健康に関する活動を大事にしていってもらいたいと考えています。

　私は、後述する「前頭前野（ぜんとうぜんや）」の機能の低下が、健康な生活を維持するために特に大きな問題になると考えました。大人のドリルシリーズは、日々の生活の中であえて、より積極的に脳を使い、脳の健康を維持・向上するために作られています。毎日、短い時間で結構ですので、集中してトレーニングを行ってみてください。皆さんの脳の「基礎体力」が向上し、より人生を楽しむことができるようになることを確信しています。

次のような自覚がある大人の方

- [ ] 物忘れが多くなってきた
- [ ] 人の名前や漢字が思い出せないことが多くなってきた
- [ ] 言いたいことが、なかなか言葉に出せないことが多くなってきた

次の人たちにもお薦めです

- [ ] 創造力・論理的思考力を高めたい
- [ ] 記憶力・注意力を高めたい
- [ ] コミュニケーション能力を高めたい
- [ ] 自制心・集中力を高めたい
- [ ] ボケたくない

■ 脳の健康法とは？

　体の健康を保つためには、①運動をする習慣、②バランスのとれた食事、③十分な睡眠が必要です。同じように脳の健康を保つためにも、①脳を使う習慣、②バランスのとれた食事、③十分な睡眠が必要なのです。「バランスのとれた食事」と「十分な睡眠」は皆さんの責任で管理していってください。この本は、皆さんに「脳を使う習慣」をつけてもらうためのものです。

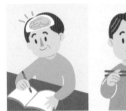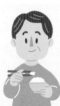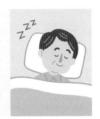

■ 生活の中で前頭前野を活発に働かせる3原則

　最も高次の脳機能を司っている前頭前野(注1)を、生活の中で活発に働かせるための原則を、脳機能イメージング装置(注2)を用いた脳科学研究成果から見つけ出しました。

● 読み・書き・計算をすること
● 他者とコミュニケーションをすること
● 手指を使って何かを作ること

　読み・書き・計算は、前頭前野を活発に働かせるだけでなく、毎日、短時間、集中して行うことで、脳機能を向上させる効果があることが証明されています。子どもたちは、学校の勉強で読み・書き・計算をすることができますが、大人が生活の中でこれらを行うことは、現代社会ではあまりありません。そこで、この本のようなドリルが役に立ちます。

　他者とのコミュニケーションでは、会話をすることでも、前頭前野が活発に働くことがわかりました。目と目を合わせて話をすると、より活発に働きます。しかし、電話を使うと、あまり働きません。直接、人と会って、話をすることが重要なのです。また、

(注1) 人間の大脳について

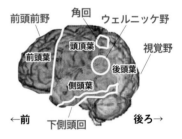

前頭前野　角回　ウェルニッケ野
前頭葉　頭頂葉　視覚野
側頭葉　後頭葉
下側頭回
←前　　後ろ→

　人間の大脳は、前頭葉・頭頂葉・側頭葉・後頭葉の4つの部分に分かれている。前頭葉は運動の脳、頭頂葉は触覚の脳、側頭葉は聴覚の脳、後頭葉は視覚の脳といったように、それぞれの部分は異なった機能を持っている。前頭葉の大部分を占める前頭前野は、人間だけが特別に発達している部分であり、創造力、記憶力、コミュニケーション力、自制力などの源泉である。

(注2) 脳機能イメージング装置

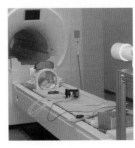

　人間の脳の働きを脳や体に害を与えることなく画像化する装置。磁気を用いた機能的MRIや近赤外光を用いた光トポグラフィーなどがある。

遊びや旅行などでも、前頭前野は活発に働きます。

手指を使って何かを作ることでは、具体的には、料理を作る、楽器の演奏をする、絵を描く、字を書く、手芸や裁縫をする、工作をするなどがあります。クルミを手の中でグルグル回したり、両手の指先をそわせて回したりといった、無目的な指先の運動では前頭前野はまったく働きませんので、これはトレーニングにはなりません。何かを作るという目的が、人間の前頭前野を働かせるために重要なのです。

これらの工夫を、生活の中にたくさん取り入れて、脳をたくさん使う生活を心がけてください。一般的に、「楽で便利」では、前頭前野はあまり働きません。めんどう、ちょっと大変なくらいが、脳をたくさん働かせるにはちょうど良いのです。

簡単な問題をすらすら解くことが脳に効果的なのです！

本書のトレーニングは、計算自体はやさしいものですが、3つの数の計算ですから、問題を解くのに時間がかかるかもしれません。しかし、多少時間がかかっても、脳のトレーニングに支障はありません。

健康な成人が、このドリルと同じ問題を解いているときの前頭前野の働きを、光トポグラフィーによって調べて

みました（下の写真）。左右の大脳半球の前頭前野が活性化していることがわかります。このドリルの問題を解くことで、皆さんの前頭前野が活発に働くことが科学的に証明されています。

3つの数の単純計算をしているとき

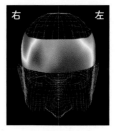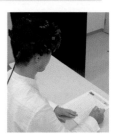

光トポグラフィーで調べている様子

脳を鍛えるとは？

脳の機能のうち、年齢とともに唯一向上するのが知識（語彙）の脳の部分だけで、それ以外の前頭前野の機能も20歳をピークに直線的に低下していくことがわかっています。

脳の機能は加齢と共に低下する？

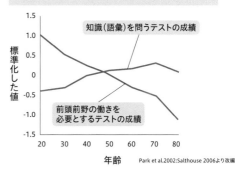

知識（語彙）を問うテストの成績

前頭前野の働きを必要とするテストの成績

標準化した値

年齢

Park et al.2002;Salthouse 2006より改編

しかし、脳を鍛えることにより、前頭前野の機能の低下を防ぎ、活発に働くようにすることができます。私たちは、次の2つのことに注目して研究をしています。

3

1 「認知速度」のトレーニング

1つ目は「認知速度」つまり、頭の回転速度、情報処理の速度をあげるためのトレーニングです。読み書き計算という基本的な記号を操作するという作業を、できるだけ速く行うことがこのトレーニングの肝です。これを行うと、頭の回転速度が速くなるということが、老若男女で証明されているだけではなく、その他に「転移の効果」といって、トレーニングとは関係のない能力もあがることがわかっています。その中の代表的なものとして、「記憶力」や「注意能力」があります。たとえば、計算問題をすばやく解くことによって、実は記憶力がよくなることがわかっています。

「記憶力が良くなる」ということがなぜ起こるのかを調べるために、脳のMRIの装置を使って人間の脳の体積の変化を、トレーニングの前後で調べてみました。すると左の脳を中心に、前頭前野、頭頂葉、側頭葉の3箇所の体積が増えることが証明されました。

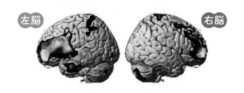

トレーニングによって大脳皮質の体積が増加した領域

左脳　右脳

体積が増えている領域というのは、まさに記憶の領域であり、注意の領域に

なります。ですから、一生懸命速く解く・読むというトレーニングをすることによって、実際に脳は鍛えられ、「記憶力」や「注意能力」などが向上するのです。

2 「作動記憶」のトレーニング

2つ目は「作動記憶」つまり、ワーキングメモリーと呼ばれている記憶力のトレーニングです。私たちは記憶できる容量、つまり記憶力をあげるトレーニングも提案してきました。これは、紙と鉛筆で行うのは難しいところがあり、このシリーズのようなドリルの形式ではなかなか十分にはできません。しかし、たとえば、このドリルの中で音読や単語記憶をすることは、まさに、記憶できる容量を大きくするためのトレーニングになっています。

「Use it or lose it.（使わないと、失ってしまう）」

Use it or lose it.（使わないと、失ってしまう）という考え方は医学で言われていることで、高齢者は普段から運動している（使う）と体は衰えないが、運動しない（使わない）と衰える、ということを意味しています。これは脳にも当てはまり、脳のトレーニングをしている、もしくは日常生活の中でもきちんと前頭前野を使うということが

大事で、前頭前野を使っていないと、lose it（失ってしまう）になってしまうのではないかと考えています。このドリルでトレーニングすることは、まさに、前頭前野が use it（使う）の状態になることを実現しています。

　一方で、たとえば、テレビを見たり、ゲームをしたりしているときは、前頭前野には強い抑制がかかるということがわかっていて、作業はしているけれども、これは lose it（失ってしまう）になってしまうと考えています。だからこそ、このドリルでは、紙と鉛筆のかたちにこだわり、前頭前野を use it（使う）の状態にすることが大きな目的となっています。

　下の脳の画像は、いろいろな作業をしているときの脳の状態を脳機能イメージング装置で測定したものです。赤や黄色になっているところは、脳が働いている場所（脳の中で血液の流れが速いところ）で、赤から黄色になるにしたがってよりたくさん働いています。

　たとえば、「簡単な計算問題を速く解いているとき」と「ゆっくり解いているとき」をくらべると、「速く解いているとき」は、ものを見るときに働く視覚野、数字の意味がしまわれている下側頭回、言葉の意味を理解するときに働くウェルニッケ野、計算をするときに働く角回のほかに、脳の中で最も程度の高い働きをする前頭前野が左右の脳で働いています。

考えごとを
しているときの脳

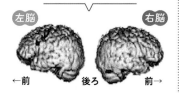

左脳の前頭葉の前頭前野がわずかに働いています。

テレビを
見ているときの脳

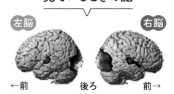

物を見る後頭葉と音を聞く側頭葉だけが、左右の脳で働いています。

複雑な計算問題を
解いているときの脳

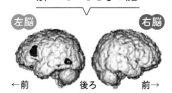

左脳の前頭前野と下側頭回が働いています。右脳は働いていません。

簡単な計算問題を速く解いているときの脳

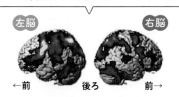

本書にあるような簡単な計算問題を、できるだけ速く解いているときの脳の働きを示しています。左右の脳の多くの場所が活発に働いていることがわかります。前頭前野も大いに働いています。

簡単な計算問題をゆっくり解いているときの脳

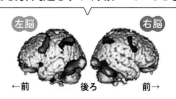

左と同じような簡単な計算問題を、ゆっくりと解いているときの脳の働きを示しています。「速く解いているとき」と同じところが働いていますが、働く場所が少なくなっています。計算問題を解くときは、できるだけ速く解く方が脳はたくさん働くことがわかります。

この本を使った脳のトレーニング方法

1 まずは現在の脳の働き具合をチェック

8ページにのりづけされている別冊1～3ページの、3種類の前頭葉機能（ぜんとうようきのう）テストを行い、現在の自分の脳の働き具合をチェックしておきましょう。(検査のやり方は 5 を見て下さい)

2 1日数分間のトレーニングを行います

トレーニングは継続することが大切です。トレーニングを行う時間は脳が最も活発に働く午前中が理想的です。食事をとってからトレーニングをしないと効果半減です。

多くの方が、トレーニングを午後や夜に行うと、朝行った場合よりも時間がかかることを経験すると思います。なぜなら、午前中とその他の時間帯では、脳の働き具合が大きく異なるからです。日々のトレーニングによる能力の向上を体感するためには、できるだけ同じ時間に行うことをおすすめします。

3 トレーニングのコツ

1日に表と裏の1枚を行います。できるだけ速く計算問題を解きます。計算開始時刻と計算終了時刻を記入して、所要時間を記録します。そして、前回の自分の記録よりも速く解けるようにがんばりましょう。

目標タイム（3つの数の単純計算）

金メダル（2分） 普段から手計算を行う習慣を持っている人やそろばんの熟達者が到達可能なタイム。計算の神様レベルと言えるでしょう。

銀メダル（3分） 一生懸命努力をするとこのレベルまでタイムを縮めることが可能。計算力に関しては誰にも負けないでしょう。計算の天才レベルです。

銅メダル（5分） 誰でも努力をすればこのタイムに到達できます。このドリルを行う上での目標タイムです。計算の秀才レベルと言えます。

スマホで成果を記録する機能の追加で、トレーニングがさらに楽しく！

スマホで日々のトレーニング結果を表やグラフで見ることができ、成果が確認しやすくなりました。グラフを見ながら、自分の記録を更新することが継続の励みになります。スマホでトレーニングの所要時間を記録・確認する方法は、巻頭（表紙裏）に記載されています。

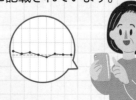

◆ できるだけ速く、次の計算をしましょう。

▶ 開始時刻 ☐分☐秒

$18 - 3 - 8 =$ ☐　　$8 + 4 + 5 =$ ☐

$17 - 4 - 1 =$ ☐　　$7 + 2 + 2 =$ ☐　　$4 + 3 + 1 =$ ☐

$5 + 1 + 9 =$ ☐　　$6 - 2 - 4 =$ ☐　　$6 - 2 - 2 =$ ☐

$15 - 6 - 8 =$ ☐　　$17 - 5 - 7 =$ ☐　　$12 - 2 - 7 =$ ☐

$5 + 2 + 2 =$ ☐　　$5 + 6 + 4 =$ ☐　　$3 + 0 + 6 =$ ☐

$12 - 3 - 1 =$ ☐　　$18 - 2 - 8 =$ ☐　　$3 + 5 + 2 =$ ☐

$7 + 6 + 1 =$ ☐　　$1 + 7 + 9 =$ ☐　　$13 - 4 - 4 =$ ☐

$9 + 3 + 1 =$ ☐　　$1 + 4 + 9 =$ ☐　　$8 + 7 + 5 =$ ☐

$13 - 0 - 1 =$ ☐　　$19 - 9 - 9 =$ ☐　　$7 + 4 + 6 =$ ☐

$3 + 2 + 4 =$ ☐　　$14 - 7 - 5 =$ ☐　　$17 - 6 - 2 =$ ☐

$18 - 8 - 6 =$ ☐　　$6 + 6 + 3 =$ ☐　　$11 - 6 - 4 =$ ☐

$15 - 1 - 9 =$ ☐　　$16 - 4 - 8 =$ ☐　　$15 - 6 - 7 =$ ☐

$16 - 8 - 7 =$ ☐　　$6 + 2 + 5 =$ ☐　　$1 + 5 + 7 =$ ☐

$1 + 4 + 4 =$ ☐　　$3 + 3 + 3 =$ ☐　　$18 - 9 - 1 =$ ☐

$12 - 5 - 7 =$ ☐　　$1 + 9 + 4 =$ ☐　　$9 + 2 + 2 =$ ☐

$7 + 1 + 7 =$ ☐　　$7 - 1 - 4 =$ ☐　　$18 - 3 - 2 =$ ☐

$17 - 5 - 2 =$ ☐　　$1 + 2 + 7 =$ ☐　　$9 + 9 + 9 =$ ☐

$14 - 1 - 6 =$ ☐

$19 - 4 - 8 =$ ☐

$15 - 6 - 4 =$ ☐

$17 - 7 - 7 =$ ☐

$4 + 6 + 9 =$ ☐

$6 + 2 + 1 =$ ☐

$16 - 7 - 6 =$ ☐

$5 + 8 + 8 =$ ☐

$19 - 1 - 0 =$ ☐

$10 - 6 - 2 =$ ☐

$3 + 1 + 1 =$ ☐

$9 + 6 + 1 =$ ☐

$12 - 3 - 2 =$ ☐

$5 + 7 + 7 =$ ☐

$11 - 2 - 8 =$ ☐

$8 + 8 + 3 =$ ☐

$15 - 2 - 9 =$ ☐

$1 + 3 + 2 =$ ☐

$15 - 8 - 3 =$ ☐

$19 - 3 - 6 =$ ☐

$19 - 7 - 1 =$ ☐

$7 + 4 + 4 =$ ☐

$3 + 2 + 5 =$ ☐

$19 - 6 - 5 =$ ☐

$14 - 3 - 3 =$ ☐

$13 - 4 - 7 =$ ☐

$1 + 9 + 6 =$ ☐

$9 + 4 + 2 =$ ☐

$14 - 2 - 3 =$ ☐

$9 + 9 + 7 =$ ☐

$1 + 6 + 8 =$ ☐

$8 + 7 + 8 =$ ☐

$17 - 1 - 1 =$ ☐

$5 + 5 + 9 =$ ☐

$19 - 2 - 6 =$ ☐

$15 - 9 - 2 =$ ☐

$14 - 2 - 2 =$ ☐

$6 + 7 + 5 =$ ☐

$8 - 1 - 5 =$ ☐

$7 + 7 + 8 =$ ☐

$7 + 2 + 8 =$ ☐

$3 + 8 + 3 =$ ☐

$6 + 2 + 6 =$ ☐

$16 - 6 - 1 =$ ☐

$7 + 3 + 6 =$ ☐

$2 + 3 + 3 =$ ☐

$9 - 2 - 6 =$ ☐

$7 + 4 + 1 =$ ☐

$7 + 0 + 6 =$ ☐

$17 - 1 - 6 =$ ☐

● 終了時刻 ☐ 分 ☐ 秒

所要時間 ☐ 分 ☐ 秒

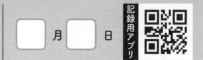

◆ できるだけ速く、次の計算をしましょう。

▶ 開始時刻　分　秒

6 + 6 + 2 =

3 + 6 + 5 =

11 − 2 − 3 =

19 − 6 − 1 =

1 + 1 + 8 =

12 − 3 − 6 =

9 − 1 − 2 =

5 + 3 + 7 =

1 + 6 + 7 =

12 − 9 − 2 =

16 − 5 − 9 =

19 − 8 − 7 =

7 − 2 − 4 =

2 + 5 + 2 =

7 + 5 + 8 =

7 + 2 + 4 =

4 + 1 + 9 =

16 − 5 − 1 =

19 − 1 − 7 =

6 + 5 + 4 =

13 − 4 − 1 =

5 + 9 + 9 =

7 + 2 + 5 =

9 + 2 + 3 =

1 + 7 + 7 =

18 − 5 − 8 =

6 + 9 + 8 =

16 − 7 − 3 =

3 + 5 + 6 =

16 − 9 − 1 =

18 − 9 − 9 =

1 + 8 + 8 =

12 − 5 − 5 =

8 + 8 + 3 =

4 + 1 + 6 =

5 + 1 + 6 =

19 − 8 − 2 =

1 + 2 + 2 =

19 − 1 − 1 =

10 − 4 − 0 =

16 − 5 − 4 =

3 + 9 + 5 =

11 − 1 − 2 =

6 + 8 + 6 =

14 − 4 − 6 =

4 + 3 + 9 =

6 + 0 + 8 =

11 − 3 − 7 =

13 − 1 − 8 =

12 − 2 − 4 =

$4 + 6 + 3 =$ ☐ $15 - 1 - 8 =$ ☐ $4 + 4 + 2 =$ ☐

$9 - 3 - 5 =$ ☐ $14 - 2 - 3 =$ ☐ $1 + 7 + 9 =$ ☐

$5 + 2 + 8 =$ ☐ $13 - 3 - 8 =$ ☐ $6 + 3 + 0 =$ ☐

$18 - 6 - 4 =$ ☐ $13 - 5 - 3 =$ ☐ $6 + 5 + 9 =$ ☐

$17 - 5 - 9 =$ ☐ $3 + 8 + 8 =$ ☐ $10 - 7 - 3 =$ ☐

$2 + 5 + 8 =$ ☐ $5 + 7 + 1 =$ ☐ $5 + 1 + 4 =$ ☐

$17 - 8 - 1 =$ ☐ $9 + 4 + 3 =$ ☐ $4 + 9 + 2 =$ ☐

$11 - 9 - 2 =$ ☐ $7 + 5 + 9 =$ ☐ $16 - 2 - 3 =$ ☐

$8 + 6 + 3 =$ ☐ $15 - 5 - 6 =$ ☐ $5 + 8 + 5 =$ ☐

$19 - 8 - 1 =$ ☐ $9 + 1 + 1 =$ ☐ $9 - 2 - 5 =$ ☐

$16 - 8 - 2 =$ ☐ $12 - 2 - 1 =$ ☐ $5 + 9 + 6 =$ ☐

$13 - 3 - 6 =$ ☐ $6 + 1 + 5 =$ ☐ $5 + 5 + 3 =$ ☐

$2 + 1 + 9 =$ ☐ $7 + 3 + 5 =$ ☐ $4 + 3 + 8 =$ ☐

$12 - 5 - 4 =$ ☐ $8 - 1 - 5 =$ ☐ $3 + 2 + 7 =$ ☐

$14 - 0 - 6 =$ ☐ $9 - 3 - 3 =$ ☐ $11 - 2 - 7 =$ ☐

$13 - 5 - 6 =$ ☐ $15 - 6 - 5 =$ ☐ $6 + 8 + 2 =$ ☐

$1 + 3 + 4 =$ ☐ $16 - 6 - 3 =$ ☐

● 終了時刻 ☐ 分 ☐ 秒

所要時間 ☐ 分 ☐ 秒

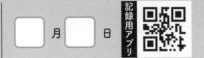

月　　日

◆ できるだけ速く、次の計算をしましょう。

▶ 開始時刻 □ 分 □ 秒

$9 - 1 - 4 =$ □

$3 + 4 + 9 =$ □

$6 + 4 + 8 =$ □

$8 + 8 + 7 =$ □

$8 + 7 + 7 =$ □

$19 - 9 - 6 =$ □

$7 + 9 + 3 =$ □

$15 - 8 - 3 =$ □

$5 + 2 + 8 =$ □

$1 + 9 + 3 =$ □

$15 - 3 - 5 =$ □

$13 - 9 - 1 =$ □

$1 + 2 + 2 =$ □

$8 - 1 - 2 =$ □

$19 - 9 - 2 =$ □

$16 - 2 - 3 =$ □

$5 + 9 + 8 =$ □

$7 + 3 + 8 =$ □

$8 + 4 + 3 =$ □

$11 - 2 - 6 =$ □

$1 + 8 + 5 =$ □

$14 - 2 - 8 =$ □

$13 - 1 - 7 =$ □

$9 + 6 + 8 =$ □

$15 - 0 - 5 =$ □

$8 + 8 + 9 =$ □

$4 + 3 + 5 =$ □

$8 + 6 + 6 =$ □

$5 + 1 + 0 =$ □

$10 - 3 - 5 =$ □

$18 - 5 - 3 =$ □

$12 - 3 - 1 =$ □

$8 + 4 + 4 =$ □

$2 + 8 + 3 =$ □

$8 + 9 + 4 =$ □

$13 - 7 - 2 =$ □

$4 - 1 - 3 =$ □

$4 + 1 + 3 =$ □

$9 - 3 - 1 =$ □

$19 - 2 - 1 =$ □

$17 - 9 - 7 =$ □

$8 - 3 - 2 =$ □

$5 + 9 + 5 =$ □

$18 - 5 - 6 =$ □

$2 + 1 + 6 =$ □

$13 - 4 - 6 =$ □

$7 + 3 + 4 =$ □

$19 - 3 - 9 =$ □

$12 - 5 - 7 =$ □

$4 + 8 + 1 =$ □

$3 + 5 + 7 =$ ☐

$2 + 1 + 7 =$ ☐

$8 + 6 + 2 =$ ☐

$16 - 3 - 9 =$ ☐

$4 + 6 + 3 =$ ☐

$3 + 9 + 1 =$ ☐

$6 + 8 + 7 =$ ☐

$17 - 8 - 8 =$ ☐

$5 + 7 + 2 =$ ☐

$7 + 7 + 7 =$ ☐

$4 + 8 + 7 =$ ☐

$11 - 3 - 5 =$ ☐

$5 + 7 + 9 =$ ☐

$8 - 0 - 1 =$ ☐

$19 - 9 - 1 =$ ☐

$4 + 2 + 0 =$ ☐

$15 - 6 - 2 =$ ☐

$14 - 7 - 2 =$ ☐

$4 + 7 + 1 =$ ☐

$7 + 5 + 7 =$ ☐

$9 + 2 + 7 =$ ☐

$9 - 5 - 1 =$ ☐

$18 - 5 - 9 =$ ☐

$5 + 1 + 9 =$ ☐

$18 - 4 - 6 =$ ☐

$1 + 7 + 1 =$ ☐

$14 - 1 - 8 =$ ☐

$15 - 9 - 2 =$ ☐

$5 + 8 + 6 =$ ☐

$6 - 4 - 1 =$ ☐

$3 + 5 + 6 =$ ☐

$9 + 9 + 8 =$ ☐

$16 - 3 - 2 =$ ☐

$6 + 8 + 4 =$ ☐

$5 + 4 + 8 =$ ☐

$6 - 1 - 2 =$ ☐

$19 - 1 - 1 =$ ☐

$7 - 3 - 1 =$ ☐

$12 - 6 - 6 =$ ☐

$7 + 4 + 9 =$ ☐

$16 - 8 - 5 =$ ☐

$16 - 1 - 5 =$ ☐

$12 - 5 - 3 =$ ☐

$17 - 7 - 9 =$ ☐

$4 + 6 + 7 =$ ☐

$17 - 7 - 3 =$ ☐

$11 - 6 - 3 =$ ☐

$2 + 2 + 6 =$ ☐

$15 - 4 - 6 =$ ☐

$2 + 3 + 3 =$ ☐

■ 終了時刻 ☐ 分 ☐ 秒

所要時間 ☐ 分 ☐ 秒

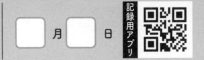

月　日

◆ できるだけ速く、次の計算をしましょう。

▶ 開始時刻 ☐ 分 ☐ 秒

8 + 3 + 3 = ☐

5 + 1 + 9 = ☐

6 + 1 + 2 = ☐

13 − 1 − 9 = ☐

6 + 2 + 3 = ☐

2 + 2 + 8 = ☐

15 − 2 − 2 = ☐

16 − 2 − 6 = ☐

18 − 2 − 6 = ☐

16 − 9 − 4 = ☐

19 − 5 − 6 = ☐

9 + 4 + 9 = ☐

13 − 4 − 8 = ☐

15 − 8 − 5 = ☐

6 + 6 + 1 = ☐

8 + 4 + 6 = ☐

4 + 9 + 4 = ☐

9 − 2 − 2 = ☐

17 − 6 − 1 = ☐

9 − 6 − 2 = ☐

7 + 4 + 6 = ☐

8 + 7 + 3 = ☐

16 − 9 − 1 = ☐

4 + 1 + 6 = ☐

7 + 2 + 8 = ☐

3 + 4 + 9 = ☐

16 − 4 − 6 = ☐

18 − 7 − 8 = ☐

19 − 3 − 6 = ☐

18 − 6 − 4 = ☐

5 + 8 + 1 = ☐

12 − 1 − 7 = ☐

1 + 5 + 3 = ☐

8 + 8 + 7 = ☐

18 − 2 − 4 = ☐

8 + 5 + 1 = ☐

5 + 2 + 1 = ☐

8 − 1 − 2 = ☐

3 + 8 + 1 = ☐

10 − 7 − 2 = ☐

5 + 1 + 3 = ☐

2 − 1 − 1 = ☐

19 − 1 − 8 = ☐

2 + 8 + 7 = ☐

16 − 4 − 8 = ☐

3 + 1 + 6 = ☐

7 − 2 − 4 = ☐

6 + 0 + 5 = ☐

8 + 5 + 9 = ☐

9 − 0 − 2 = ☐

$6 + 7 + 3 =$ ☐ $3 + 7 + 3 =$ ☐ $7 + 3 + 3 =$ ☐

$16 - 6 - 8 =$ ☐ $19 - 4 - 2 =$ ☐ $11 - 2 - 7 =$ ☐

$4 + 7 + 8 =$ ☐ $10 - 2 - 8 =$ ☐ $7 + 4 + 3 =$ ☐

$18 - 3 - 2 =$ ☐ $2 + 6 + 2 =$ ☐ $14 - 3 - 5 =$ ☐

$9 + 1 + 3 =$ ☐ $13 - 6 - 1 =$ ☐ $14 - 1 - 4 =$ ☐

$4 + 8 + 4 =$ ☐ $2 + 8 + 1 =$ ☐ $1 + 8 + 2 =$ ☐

$9 + 1 + 1 =$ ☐ $8 + 3 + 0 =$ ☐ $13 - 0 - 6 =$ ☐

$15 - 6 - 8 =$ ☐ $1 + 6 + 2 =$ ☐ $14 - 6 - 2 =$ ☐

$2 + 1 + 5 =$ ☐ $18 - 5 - 1 =$ ☐ $2 + 5 + 4 =$ ☐

$17 - 2 - 7 =$ ☐ $13 - 1 - 7 =$ ☐ $7 + 2 + 5 =$ ☐

$5 + 9 + 5 =$ ☐ $8 + 8 + 8 =$ ☐ $13 - 7 - 5 =$ ☐

$9 + 1 + 5 =$ ☐ $8 + 4 + 5 =$ ☐ $4 + 2 + 6 =$ ☐

$8 - 2 - 6 =$ ☐ $16 - 1 - 7 =$ ☐ $9 + 3 + 5 =$ ☐

$17 - 9 - 5 =$ ☐ $14 - 8 - 5 =$ ☐ $12 - 8 - 2 =$ ☐

$6 - 2 - 2 =$ ☐ $11 - 3 - 2 =$ ☐ $1 + 3 + 8 =$ ☐

$14 - 2 - 8 =$ ☐ $8 - 3 - 3 =$ ☐ $6 + 9 + 2 =$ ☐

$13 - 6 - 5 =$ ☐ $9 + 9 + 2 =$ ☐

● 終了時刻 ☐ 分 ☐ 秒

所要時間 ☐ 分 ☐ 秒

月　　日

記録用アプリ

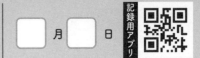

◆ できるだけ速く、次の計算をしましょう。

▶ 開始時刻 　　分　　秒

$7 + 6 + 4 =$

$9 + 1 + 9 =$

$17 - 8 - 3 =$

$18 - 5 - 1 =$

$16 - 2 - 8 =$

$9 + 8 + 1 =$

$11 - 6 - 3 =$

$13 - 2 - 6 =$

$1 + 7 + 4 =$

$18 - 4 - 7 =$

$18 - 7 - 7 =$

$2 + 3 + 7 =$

$8 + 0 + 9 =$

$9 + 9 + 8 =$

$3 + 9 + 4 =$

$6 + 9 + 5 =$

$6 + 7 + 3 =$

$19 - 7 - 7 =$

$1 + 9 + 5 =$

$8 - 1 - 6 =$

$7 + 3 + 3 =$

$13 - 1 - 5 =$

$5 + 4 + 8 =$

$8 - 2 - 3 =$

$9 + 1 + 4 =$

$4 + 4 + 6 =$

$15 - 7 - 7 =$

$13 - 2 - 2 =$

$4 + 9 + 8 =$

$1 + 3 + 2 =$

$3 + 4 + 4 =$

$9 + 9 + 2 =$

$16 - 6 - 3 =$

$7 + 9 + 2 =$

$18 - 5 - 7 =$

$18 - 8 - 4 =$

$6 + 6 + 1 =$

$15 - 5 - 0 =$

$4 + 4 + 8 =$

$14 - 4 - 1 =$

$4 - 2 - 1 =$

$19 - 8 - 3 =$

$3 + 6 + 2 =$

$5 + 1 + 3 =$

$19 - 6 - 4 =$

$4 - 2 - 2 =$

$7 + 9 + 4 =$

$12 - 9 - 1 =$

$15 - 6 - 9 =$

$19 - 5 - 8 =$

$14 - 5 - 9 =$ ☐ $3 + 2 + 3 =$ ☐ $19 - 1 - 1 =$ ☐

$4 + 8 + 1 =$ ☐ $16 - 4 - 7 =$ ☐ $16 - 5 - 4 =$ ☐

$8 - 5 - 3 =$ ☐ $9 + 4 + 4 =$ ☐ $1 + 8 + 3 =$ ☐

$8 + 4 + 9 =$ ☐ $9 + 5 + 6 =$ ☐ $16 - 4 - 9 =$ ☐

$3 + 8 + 1 =$ ☐ $14 - 6 - 1 =$ ☐ $13 - 7 - 5 =$ ☐

$12 - 1 - 2 =$ ☐ $19 - 0 - 5 =$ ☐ $8 + 7 + 6 =$ ☐

$3 + 5 + 5 =$ ☐ $2 + 5 + 0 =$ ☐ $2 + 7 + 6 =$ ☐

$19 - 9 - 9 =$ ☐ $2 + 5 + 6 =$ ☐ $1 + 5 + 5 =$ ☐

$16 - 5 - 5 =$ ☐ $5 + 3 + 4 =$ ☐ $12 - 2 - 5 =$ ☐

$10 - 9 - 1 =$ ☐ $19 - 8 - 9 =$ ☐ $2 + 6 + 9 =$ ☐

$6 + 9 + 9 =$ ☐ $7 + 6 + 5 =$ ☐ $15 - 6 - 3 =$ ☐

$3 + 1 + 8 =$ ☐ $4 + 3 + 9 =$ ☐ $11 - 1 - 6 =$ ☐

$6 + 8 + 9 =$ ☐ $19 - 4 - 8 =$ ☐ $19 - 3 - 3 =$ ☐

$14 - 5 - 1 =$ ☐ $17 - 3 - 9 =$ ☐ $2 + 9 + 6 =$ ☐

$15 - 9 - 1 =$ ☐ $18 - 3 - 9 =$ ☐ $17 - 7 - 7 =$ ☐

$7 + 7 + 9 =$ ☐ $4 + 4 + 3 =$ ☐ $7 + 4 + 4 =$ ☐

$1 + 2 + 7 =$ ☐ $17 - 5 - 6 =$ ☐

● 終了時刻 ☐ 分 ☐ 秒

所要時間 ☐ 分 ☐ 秒

18

第1週 前頭葉機能検査 ☐月☐日

I カウンティングテスト

1から120までを声に出してできるだけ速く数えます。

数え終わるまでにかかった時間を計りましょう。

☐ 秒

II 単語記憶テスト

まず、次のことばを、**2分間**で、できるだけたくさん覚えます。

におい	じつわ	もやし	のぼり	せんろ	ゆびわ
ちっそ	えいご	ぺんき	いもり	らくだ	たすき
すみれ	きつね	すがお	だいく	まいる	まくら
おもて	りょう	けむし	つらら	だんろ	てあし
まじめ	せんす	ふくろ	およぎ	ながさ	うりば

覚えたことばを、裏のページの解答用紙にできるだけたくさん書きます。

2分間で、覚えたことばを、いくつ思い出すことができますか？

Ⅱ 覚えたことばを、**2分間**で □□□ に書きましょう。

［ 単語記憶テスト解答欄 ］

正答数

□ 語

Ⅲ 別冊4ページの「**ストループテスト**」も忘れずに行いましょう。

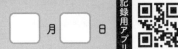

月　日

◆ できるだけ速く、次の計算をしましょう。

▶ 開始時刻 □分 □秒

$16 - 8 - 1 =$ □

$6 + 5 + 8 =$ □

$13 - 1 - 8 =$ □

$13 - 7 - 2 =$ □

$19 - 6 - 1 =$ □

$17 - 6 - 2 =$ □

$5 + 3 + 6 =$ □

$6 + 9 + 9 =$ □

$12 - 8 - 4 =$ □

$3 + 3 + 3 =$ □

$8 + 8 + 6 =$ □

$3 + 5 + 4 =$ □

$3 + 4 + 6 =$ □

$10 - 4 - 5 =$ □

$1 + 1 + 3 =$ □

$14 - 6 - 7 =$ □

$1 + 2 + 3 =$ □

$1 + 8 + 9 =$ □

$9 + 3 + 3 =$ □

$12 - 4 - 0 =$ □

$15 - 7 - 1 =$ □

$11 - 3 - 6 =$ □

$13 - 6 - 6 =$ □

$3 + 4 + 7 =$ □

$8 + 3 + 1 =$ □

$5 + 1 + 9 =$ □

$4 + 3 + 8 =$ □

$18 - 3 - 7 =$ □

$6 + 6 + 2 =$ □

$12 - 3 - 3 =$ □

$15 - 3 - 9 =$ □

$9 + 1 + 6 =$ □

$14 - 6 - 6 =$ □

$17 - 5 - 6 =$ □

$14 - 1 - 2 =$ □

$13 - 3 - 8 =$ □

$8 + 6 + 7 =$ □

$3 + 2 + 2 =$ □

$3 + 2 + 7 =$ □

$16 - 1 - 2 =$ □

$6 + 4 + 6 =$ □

$3 + 6 + 0 =$ □

$6 - 1 - 3 =$ □

$19 - 9 - 8 =$ □

$9 + 2 + 7 =$ □

$1 + 5 + 1 =$ □

$9 + 3 + 4 =$ □

$11 - 3 - 1 =$ □

$17 - 3 - 3 =$ □

$14 - 1 - 5 =$ □

$6 + 6 + 9 =$ ☐ $7 + 3 + 9 =$ ☐ $16 - 5 - 7 =$ ☐

$5 + 2 + 4 =$ ☐ $18 - 8 - 4 =$ ☐ $5 + 4 + 2 =$ ☐

$2 + 2 + 5 =$ ☐ $19 - 7 - 3 =$ ☐ $8 + 6 + 5 =$ ☐

$13 - 1 - 1 =$ ☐ $1 + 3 + 9 =$ ☐ $1 + 6 + 6 =$ ☐

$6 - 1 - 5 =$ ☐ $7 + 1 + 8 =$ ☐ $15 - 7 - 0 =$ ☐

$4 + 5 + 1 =$ ☐ $9 + 8 + 1 =$ ☐ $12 - 1 - 3 =$ ☐

$5 + 6 + 2 =$ ☐ $16 - 1 - 8 =$ ☐ $1 + 4 + 7 =$ ☐

$15 - 2 - 1 =$ ☐ $5 + 4 + 1 =$ ☐ $9 + 9 + 3 =$ ☐

$7 - 5 - 1 =$ ☐ $19 - 8 - 7 =$ ☐ $18 - 1 - 2 =$ ☐

$19 - 3 - 3 =$ ☐ $16 - 6 - 7 =$ ☐ $1 + 6 + 9 =$ ☐

$6 - 3 - 1 =$ ☐ $6 + 1 + 2 =$ ☐ $8 + 7 + 3 =$ ☐

$4 + 4 + 7 =$ ☐ $3 + 6 + 9 =$ ☐ $19 - 7 - 1 =$ ☐

$15 - 4 - 2 =$ ☐ $9 - 5 - 3 =$ ☐ $18 - 8 - 7 =$ ☐

$3 + 1 + 2 =$ ☐ $15 - 8 - 6 =$ ☐ $10 - 3 - 3 =$ ☐

$18 - 6 - 3 =$ ☐ $9 + 6 + 1 =$ ☐ $5 + 0 + 1 =$ ☐

$7 + 1 + 3 =$ ☐ $18 - 2 - 1 =$ ☐ $2 + 1 + 8 =$ ☐

$15 - 7 - 8 =$ ☐ $7 - 4 - 3 =$ ☐

■ 終了時刻 ☐ 分 ☐ 秒

所要時間 ☐ 分 ☐ 秒

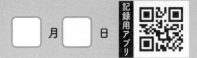
◆ できるだけ速く、次の計算をしましょう。

▶ 開始時刻 ☐分 ☐秒

14 − 7 − 6 =

14 − 5 − 8 =

8 − 2 − 2 =

6 + 6 + 5 =

18 − 3 − 6 =

8 − 1 − 6 =

1 + 7 + 4 =

1 + 2 + 8 =

1 + 4 + 5 =

14 − 3 − 4 =

2 + 6 + 4 =

16 − 4 − 8 =

5 + 3 + 5 =

16 − 9 − 4 =

10 − 9 − 1 =

7 + 9 + 3 =

18 − 1 − 6 =

18 − 1 − 5 =

4 + 7 + 2 =

13 − 1 − 0 =

7 − 6 − 1 =

9 + 5 + 1 =

8 − 6 − 1 =

15 − 3 − 3 =

3 + 8 + 2 =

2 + 2 + 5 =

14 − 3 − 1 =

11 − 1 − 6 =

1 + 8 + 4 =

9 + 3 + 6 =

9 − 2 − 2 =

2 + 5 + 6 =

4 + 7 + 6 =

19 − 3 − 4 =

16 − 4 − 9 =

17 − 6 − 3 =

3 + 5 + 1 =

2 + 6 + 3 =

6 + 2 + 6 =

17 − 2 − 6 =

4 + 3 + 2 =

5 + 1 + 9 =

7 + 9 + 2 =

9 + 1 + 0 =

14 − 3 − 9 =

10 − 1 − 7 =

1 + 5 + 8 =

7 + 2 + 4 =

8 + 5 + 2 =

17 − 2 − 3 =

$2 + 9 + 6 =$ ☐ $9 + 7 + 2 =$ ☐ $4 + 7 + 0 =$ ☐

$12 - 3 - 3 =$ ☐ $8 + 6 + 8 =$ ☐ $9 + 6 + 2 =$ ☐

$16 - 1 - 8 =$ ☐ $8 - 3 - 4 =$ ☐ $2 + 7 + 3 =$ ☐

$17 - 8 - 0 =$ ☐ $3 + 7 + 8 =$ ☐ $11 - 1 - 3 =$ ☐

$5 - 3 - 1 =$ ☐ $12 - 1 - 4 =$ ☐ $17 - 7 - 6 =$ ☐

$3 + 2 + 1 =$ ☐ $2 + 4 + 1 =$ ☐ $13 - 3 - 9 =$ ☐

$8 + 1 + 5 =$ ☐ $2 + 3 + 7 =$ ☐ $1 + 6 + 8 =$ ☐

$10 - 7 - 2 =$ ☐ $15 - 4 - 4 =$ ☐ $9 + 2 + 4 =$ ☐

$2 + 1 + 3 =$ ☐ $6 + 5 + 3 =$ ☐ $18 - 1 - 3 =$ ☐

$5 + 8 + 8 =$ ☐ $14 - 3 - 3 =$ ☐ $9 + 6 + 1 =$ ☐

$11 - 3 - 3 =$ ☐ $8 + 2 + 7 =$ ☐ $4 + 6 + 2 =$ ☐

$6 + 3 + 1 =$ ☐ $5 - 4 - 1 =$ ☐ $17 - 3 - 5 =$ ☐

$15 - 6 - 5 =$ ☐ $4 + 8 + 7 =$ ☐ $6 + 5 + 6 =$ ☐

$6 - 1 - 3 =$ ☐ $14 - 7 - 5 =$ ☐ $12 - 3 - 7 =$ ☐

$8 + 4 + 3 =$ ☐ $9 - 2 - 1 =$ ☐ $13 - 8 - 4 =$ ☐

$18 - 8 - 4 =$ ☐ $6 + 6 + 8 =$ ☐ $18 - 8 - 7 =$ ☐

$3 + 5 + 8 =$ ☐ $19 - 3 - 8 =$ ☐

● 終了時刻 ☐ 分 ☐ 秒

所要時間 ☐ 分 ☐ 秒

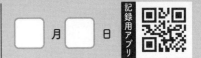

記録用アプリ

☐ 月 ☐ 日

◆ できるだけ速く、次の計算をしましょう。

▶ 開始時刻 ☐ 分 ☐ 秒

1 + 7 + 8 =	14 − 6 − 5 =	7 + 2 + 9 =
3 + 1 + 5 =	12 − 5 − 5 =	4 + 3 + 2 =
9 − 1 − 2 =	17 − 4 − 2 =	4 + 2 + 4 =
11 − 3 − 1 =	9 + 9 + 9 =	6 − 3 − 3 =
8 + 9 + 8 =	6 + 6 + 7 =	12 − 6 − 6 =
17 − 4 − 1 =	2 + 7 + 5 =	8 + 8 + 4 =
1 + 5 + 3 =	10 − 2 − 7 =	9 + 1 + 7 =
9 + 7 + 4 =	19 − 6 − 4 =	15 − 7 − 1 =
16 − 5 − 4 =	7 + 3 + 5 =	4 + 2 + 8 =
11 − 4 − 5 =	12 − 8 − 3 =	2 + 5 + 3 =
9 + 6 + 0 =	16 − 4 − 6 =	14 − 4 − 0 =
10 − 4 − 5 =	17 − 6 − 9 =	11 − 8 − 3 =
16 − 1 − 1 =	16 − 3 − 1 =	9 + 9 + 5 =
1 + 1 + 8 =	3 + 7 + 8 =	12 − 2 − 1 =
8 + 2 + 2 =	16 − 9 − 4 =	9 + 4 + 1 =
8 + 2 + 5 =	7 − 1 − 4 =	5 + 2 + 9 =
		17 − 6 − 1 =

$6 + 1 + 3 =$ ☐ $10 - 1 - 8 =$ ☐ $13 - 1 - 2 =$ ☐

$14 - 9 - 1 =$ ☐ $19 - 8 - 6 =$ ☐ $5 + 3 + 7 =$ ☐

$16 - 4 - 2 =$ ☐ $8 + 6 + 9 =$ ☐ $9 - 0 - 3 =$ ☐

$1 + 1 + 2 =$ ☐ $16 - 5 - 5 =$ ☐ $9 + 4 + 0 =$ ☐

$9 - 7 - 2 =$ ☐ $13 - 6 - 6 =$ ☐ $3 + 2 + 7 =$ ☐

$17 - 4 - 9 =$ ☐ $19 - 5 - 3 =$ ☐ $2 + 8 + 2 =$ ☐

$7 + 9 + 6 =$ ☐ $7 + 8 + 5 =$ ☐ $17 - 8 - 1 =$ ☐

$9 + 3 + 4 =$ ☐ $14 - 1 - 2 =$ ☐ $8 + 9 + 1 =$ ☐

$18 - 4 - 8 =$ ☐ $8 + 3 + 7 =$ ☐ $15 - 4 - 9 =$ ☐

$7 + 3 + 1 =$ ☐ $5 + 3 + 8 =$ ☐ $17 - 3 - 1 =$ ☐

$18 - 5 - 4 =$ ☐ $6 + 2 + 3 =$ ☐ $8 + 7 + 3 =$ ☐

$19 - 9 - 1 =$ ☐ $18 - 9 - 6 =$ ☐ $1 + 7 + 5 =$ ☐

$2 + 3 + 2 =$ ☐ $9 + 9 + 1 =$ ☐ $8 + 4 + 4 =$ ☐

$9 + 6 + 8 =$ ☐ $2 + 6 + 5 =$ ☐ $19 - 3 - 6 =$ ☐

$6 + 4 + 1 =$ ☐ $11 - 1 - 9 =$ ☐ $6 + 7 + 4 =$ ☐

$11 - 3 - 8 =$ ☐ $14 - 1 - 8 =$ ☐ $2 + 2 + 3 =$ ☐

$18 - 8 - 1 =$ ☐ $8 - 4 - 1 =$ ☐

● 終了時刻 ☐ 分 ☐ 秒

所要時間 ☐ 分 ☐ 秒

月　日

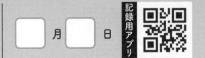

◆ できるだけ速く、次の計算をしましょう。

▶ 開始時刻 　分 　秒

16 − 1 − 9 =

8 + 3 + 3 =

7 + 1 + 8 =

14 − 6 − 2 =

8 + 9 + 5 =

18 − 6 − 5 =

6 + 3 + 6 =

19 − 4 − 5 =

13 − 9 − 3 =

1 + 4 + 2 =

1 + 6 + 3 =

17 − 5 − 5 =

3 + 7 + 4 =

2 + 0 + 8 =

5 + 4 + 4 =

18 − 6 − 3 =

5 + 3 + 2 =

9 − 4 − 1 =

11 − 2 − 5 =

5 + 4 + 6 =

7 − 2 − 3 =

18 − 2 − 0 =

8 + 3 + 7 =

5 + 3 + 8 =

10 − 4 − 1 =

8 + 9 + 8 =

8 − 2 − 1 =

12 − 3 − 8 =

9 + 3 + 4 =

8 + 6 + 6 =

18 − 6 − 7 =

17 − 1 − 1 =

19 − 8 − 3 =

9 + 3 + 9 =

8 − 3 − 2 =

5 − 2 − 2 =

7 + 8 + 5 =

12 − 3 − 6 =

2 + 9 + 2 =

13 − 4 − 8 =

6 + 2 + 9 =

4 + 7 + 6 =

12 − 1 − 8 =

15 − 7 − 6 =

5 + 6 + 3 =

7 + 7 + 5 =

18 − 4 − 4 =

9 + 7 + 8 =

5 + 3 + 4 =

18 − 4 − 6 =

$8 - 7 - 1 =$ ☐

$2 + 7 + 2 =$ ☐

$10 - 1 - 5 =$ ☐

$3 + 1 + 8 =$ ☐

$5 + 6 + 1 =$ ☐

$7 + 2 + 8 =$ ☐

$11 - 1 - 3 =$ ☐

$4 + 6 + 2 =$ ☐

$19 - 8 - 1 =$ ☐

$9 - 5 - 4 =$ ☐

$11 - 1 - 2 =$ ☐

$8 - 1 - 6 =$ ☐

$5 + 4 + 8 =$ ☐

$1 + 2 + 8 =$ ☐

$18 - 2 - 0 =$ ☐

$14 - 5 - 7 =$ ☐

$18 - 4 - 3 =$ ☐

$3 + 2 + 1 =$ ☐

$4 + 4 + 4 =$ ☐

$14 - 6 - 5 =$ ☐

$16 - 6 - 5 =$ ☐

$15 - 9 - 2 =$ ☐

$14 - 7 - 5 =$ ☐

$5 + 1 + 7 =$ ☐

$12 - 5 - 7 =$ ☐

$17 - 8 - 6 =$ ☐

$4 + 7 + 9 =$ ☐

$14 - 3 - 6 =$ ☐

$6 + 7 + 1 =$ ☐

$1 + 4 + 4 =$ ☐

$14 - 7 - 1 =$ ☐

$3 + 6 + 9 =$ ☐

$4 + 7 + 4 =$ ☐

$2 + 3 + 6 =$ ☐

$18 - 1 - 2 =$ ☐

$9 - 1 - 4 =$ ☐

$6 + 6 + 5 =$ ☐

$2 + 7 + 6 =$ ☐

$16 - 5 - 9 =$ ☐

$17 - 4 - 6 =$ ☐

$1 + 6 + 8 =$ ☐

$7 + 3 + 8 =$ ☐

$3 + 6 + 5 =$ ☐

$8 + 5 + 8 =$ ☐

$19 - 3 - 1 =$ ☐

$13 - 9 - 4 =$ ☐

$3 + 2 + 4 =$ ☐

$18 - 6 - 9 =$ ☐

$2 + 9 + 1 =$ ☐

$4 + 3 + 0 =$ ☐

● 終了時刻 ☐ 分 ☐ 秒

所要時間 ☐ 分 ☐ 秒

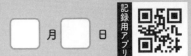

◆ できるだけ速く、次の計算をしましょう。

▶ 開始時刻 ☐ 分 ☐ 秒

$9 + 0 + 3 =$ ☐

$17 - 1 - 7 =$ ☐

$6 + 2 + 6 =$ ☐

$18 - 4 - 3 =$ ☐

$3 + 2 + 9 =$ ☐

$4 + 2 + 6 =$ ☐

$15 - 7 - 1 =$ ☐

$3 + 1 + 8 =$ ☐

$17 - 1 - 1 =$ ☐

$7 + 2 + 3 =$ ☐

$14 - 1 - 6 =$ ☐

$4 + 2 + 4 =$ ☐

$16 - 1 - 4 =$ ☐

$3 + 2 + 5 =$ ☐

$1 + 4 + 2 =$ ☐

$16 - 1 - 9 =$ ☐

$9 + 5 + 8 =$ ☐

$6 + 5 + 2 =$ ☐

$8 + 1 + 6 =$ ☐

$11 - 6 - 2 =$ ☐

$15 - 9 - 2 =$ ☐

$1 + 2 + 2 =$ ☐

$7 + 5 + 2 =$ ☐

$8 - 1 - 4 =$ ☐

$14 - 2 - 4 =$ ☐

$8 + 5 + 5 =$ ☐

$6 + 1 + 9 =$ ☐

$8 - 4 - 4 =$ ☐

$10 - 3 - 0 =$ ☐

$12 - 3 - 2 =$ ☐

$1 + 5 + 9 =$ ☐

$11 - 6 - 4 =$ ☐

$14 - 8 - 3 =$ ☐

$1 + 7 + 4 =$ ☐

$13 - 2 - 1 =$ ☐

$9 + 8 + 8 =$ ☐

$19 - 3 - 7 =$ ☐

$6 + 6 + 9 =$ ☐

$8 + 1 + 4 =$ ☐

$9 + 1 + 5 =$ ☐

$14 - 7 - 2 =$ ☐

$9 + 8 + 5 =$ ☐

$10 - 2 - 1 =$ ☐

$17 - 6 - 7 =$ ☐

$5 + 9 + 9 =$ ☐

$2 + 7 + 4 =$ ☐

$8 - 5 - 3 =$ ☐

$10 - 6 - 3 =$ ☐

$17 - 1 - 4 =$ ☐

$19 - 8 - 9 =$ ☐

$8 + 7 + 2 =$ ☐

$7 + 3 + 6 =$ ☐

$19 - 1 - 6 =$ ☐

$7 - 2 - 2 =$ ☐

$15 - 5 - 5 =$ ☐

$8 + 2 + 6 =$ ☐

$4 + 1 + 6 =$ ☐

$8 + 6 + 3 =$ ☐

$1 + 2 + 6 =$ ☐

$19 - 8 - 5 =$ ☐

$13 - 3 - 2 =$ ☐

$8 + 0 + 4 =$ ☐

$15 - 7 - 5 =$ ☐

$13 - 4 - 8 =$ ☐

$9 - 0 - 1 =$ ☐

$14 - 2 - 6 =$ ☐

$5 + 4 + 2 =$ ☐

$4 + 4 + 2 =$ ☐

$19 - 4 - 1 =$ ☐

$18 - 1 - 7 =$ ☐

$9 + 9 + 8 =$ ☐

$15 - 5 - 4 =$ ☐

$4 + 8 + 8 =$ ☐

$2 + 1 + 2 =$ ☐

$9 + 8 + 4 =$ ☐

$10 - 1 - 3 =$ ☐

$16 - 5 - 7 =$ ☐

$7 + 9 + 2 =$ ☐

$1 + 9 + 1 =$ ☐

$16 - 7 - 8 =$ ☐

$7 + 6 + 5 =$ ☐

$6 + 5 + 3 =$ ☐

$8 + 9 + 3 =$ ☐

$9 + 8 + 2 =$ ☐

$15 - 8 - 7 =$ ☐

$7 + 5 + 9 =$ ☐

$11 - 3 - 7 =$ ☐

$19 - 7 - 4 =$ ☐

$5 + 4 + 3 =$ ☐

$16 - 7 - 5 =$ ☐

$6 + 3 + 5 =$ ☐

$15 - 2 - 6 =$ ☐

$19 - 3 - 3 =$ ☐

$16 - 8 - 2 =$ ☐

$1 + 3 + 7 =$ ☐

$13 - 5 - 6 =$ ☐

$18 - 4 - 1 =$ ☐

$1 + 7 + 9 =$ ☐

$8 + 5 + 6 =$ ☐

$19 - 9 - 8 =$ ☐

◼ 終了時刻 ☐ 分 ☐ 秒

所要時間 ☐ 分 ☐ 秒

前頭葉機能検査

□月□日

Ⅰ　カウンティングテスト

1から120までを声に出してできるだけ速く数えます。
数え終わるまでにかかった時間を計りましょう。

□□□秒

Ⅱ　単語記憶テスト

まず、次のことばを、**2分間**で、できるだけたくさん覚えます。

すすき	でんち	うわさ	あおな	ぶぶん	すもも
どれす	たぬき	さむさ	へいや	たらこ	よはく
どうぐ	ほうち	いんく	ねずみ	なふだ	あひる
おどり	けむり	こうら	きげき	まゆげ	らべる
のうち	じしん	しぶき	とけい	わふく	てんか

覚えたことばを、裏のページの解答用紙にできるだけたくさん書きます。
2分間で、覚えたことばを、いくつ思い出すことができますか？

Ⅱ 覚えたことばを、**2分間**で □ に書きましょう。

〔 単語記憶テスト解答欄 〕

正答数

□ 語

別冊5ページの「**ストループテスト**」も忘れずに行いましょう。

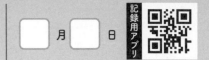

記録用アプリ

◆ できるだけ速く、次の計算をしましょう。

▶ 開始時刻 ☐分☐秒

18 − 7 − 3 =

14 − 4 − 1 =

8 + 2 + 3 =

16 − 4 − 3 =

1 + 4 + 3 =

14 − 3 − 6 =

15 − 9 − 3 =

9 + 2 + 5 =

16 − 4 − 9 =

13 − 0 − 8 =

16 − 3 − 8 =

3 + 8 + 7 =

5 + 9 + 3 =

8 − 6 − 1 =

3 + 3 + 8 =

2 + 3 + 4 =

6 + 5 + 2 =

4 + 1 + 4 =

18 − 2 − 2 =

7 + 4 + 1 =

19 − 9 − 2 =

1 + 8 + 6 =

16 − 2 − 8 =

2 + 7 + 1 =

15 − 2 − 5 =

19 − 4 − 3 =

5 + 3 + 3 =

11 − 5 − 3 =

2 + 4 + 4 =

6 + 0 + 2 =

1 + 7 + 1 =

9 + 5 + 7 =

16 − 7 − 2 =

4 + 3 + 5 =

17 − 6 − 5 =

13 − 8 − 4 =

10 − 3 − 3 =

7 + 8 + 6 =

17 − 9 − 1 =

11 − 3 − 8 =

4 − 1 − 1 =

3 + 2 + 6 =

6 + 1 + 7 =

14 − 5 − 5 =

17 − 1 − 4 =

9 + 2 + 2 =

3 + 5 + 1 =

17 − 2 − 9 =

2 + 5 + 1 =

9 + 2 + 9 =

$4 + 8 + 8 =$ ☐

$3 + 4 + 6 =$ ☐

$11 - 7 - 3 =$ ☐

$14 - 4 - 7 =$ ☐

$19 - 5 - 5 =$ ☐

$7 + 2 + 0 =$ ☐

$13 - 6 - 1 =$ ☐

$8 + 7 + 9 =$ ☐

$4 + 6 + 2 =$ ☐

$18 - 6 - 2 =$ ☐

$13 - 8 - 2 =$ ☐

$10 - 7 - 3 =$ ☐

$16 - 2 - 3 =$ ☐

$4 + 3 + 3 =$ ☐

$8 + 6 + 8 =$ ☐

$14 - 1 - 7 =$ ☐

$2 + 4 + 6 =$ ☐

$2 + 3 + 6 =$ ☐

$18 - 5 - 6 =$ ☐

$6 + 8 + 5 =$ ☐

$13 - 6 - 5 =$ ☐

$9 + 3 + 7 =$ ☐

$15 - 4 - 2 =$ ☐

$8 + 2 + 9 =$ ☐

$15 - 7 - 5 =$ ☐

$14 - 2 - 3 =$ ☐

$5 + 1 + 2 =$ ☐

$8 + 4 + 6 =$ ☐

$12 - 2 - 9 =$ ☐

$11 - 5 - 6 =$ ☐

$6 + 1 + 1 =$ ☐

$1 + 2 + 9 =$ ☐

$6 + 3 + 8 =$ ☐

$4 + 3 + 7 =$ ☐

$11 - 6 - 4 =$ ☐

$3 + 7 + 7 =$ ☐

$3 + 2 + 9 =$ ☐

$6 - 3 - 2 =$ ☐

$15 - 0 - 4 =$ ☐

$9 + 9 + 6 =$ ☐

$16 - 1 - 3 =$ ☐

$3 + 2 + 2 =$ ☐

$13 - 6 - 3 =$ ☐

$19 - 2 - 1 =$ ☐

$4 + 6 + 3 =$ ☐

$4 + 5 + 9 =$ ☐

$19 - 7 - 8 =$ ☐

$9 - 8 - 1 =$ ☐

$8 + 9 + 7 =$ ☐

$9 - 2 - 4 =$ ☐

● 終了時刻 ☐ 分 ☐ 秒

所要時間 ☐ 分 ☐ 秒

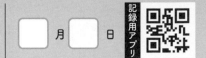

月　日　記録用アプリ

◆ できるだけ速く、次の計算をしましょう。

▶ 開始時刻 □分 □秒

$1 + 9 + 4 =$

$9 + 6 + 7 =$

$5 + 8 + 2 =$

$3 + 8 + 9 =$

$16 - 6 - 7 =$

$7 - 5 - 2 =$

$1 + 5 + 1 =$

$19 - 7 - 6 =$

$16 - 9 - 2 =$

$6 + 4 + 5 =$

$7 + 6 + 9 =$

$1 + 1 + 5 =$

$12 - 1 - 9 =$

$15 - 8 - 4 =$

$15 - 7 - 1 =$

$6 + 7 + 5 =$

$1 + 6 + 4 =$

$17 - 6 - 7 =$

$2 + 0 + 8 =$

$17 - 9 - 5 =$

$8 + 9 + 5 =$

$15 - 4 - 5 =$

$6 + 6 + 4 =$

$8 + 3 + 8 =$

$2 + 4 + 4 =$

$1 + 8 + 8 =$

$6 - 1 - 0 =$

$3 + 7 + 3 =$

$14 - 9 - 1 =$

$14 - 7 - 4 =$

$2 + 9 + 4 =$

$13 - 8 - 3 =$

$8 + 5 + 4 =$

$16 - 3 - 7 =$

$3 + 3 + 7 =$

$18 - 6 - 2 =$

$5 + 3 + 5 =$

$3 + 2 + 2 =$

$18 - 3 - 7 =$

$19 - 7 - 8 =$

$3 + 3 + 5 =$

$13 - 8 - 4 =$

$12 - 5 - 6 =$

$3 + 9 + 3 =$

$18 - 7 - 8 =$

$16 - 2 - 7 =$

$10 - 1 - 5 =$

$18 - 8 - 1 =$

$5 + 2 + 8 =$

$18 - 7 - 7 =$

$13 - 6 - 4 =$ ☐

$14 - 5 - 9 =$ ☐

$6 - 1 - 3 =$ ☐

$3 + 7 + 6 =$ ☐

$3 + 9 + 1 =$ ☐

$3 + 4 + 4 =$ ☐

$6 - 5 - 1 =$ ☐

$2 + 6 + 7 =$ ☐

$5 + 5 + 7 =$ ☐

$13 - 6 - 5 =$ ☐

$8 - 4 - 4 =$ ☐

$5 + 6 + 9 =$ ☐

$4 + 2 + 1 =$ ☐

$5 + 1 + 4 =$ ☐

$18 - 1 - 1 =$ ☐

$1 + 2 + 9 =$ ☐

$7 + 8 + 5 =$ ☐

$4 + 3 + 8 =$ ☐

$9 + 4 + 8 =$ ☐

$11 - 1 - 1 =$ ☐

$12 - 6 - 6 =$ ☐

$9 - 5 - 1 =$ ☐

$6 + 1 + 9 =$ ☐

$5 + 2 + 5 =$ ☐

$19 - 2 - 3 =$ ☐

$8 + 9 + 6 =$ ☐

$2 + 6 + 6 =$ ☐

$19 - 6 - 6 =$ ☐

$5 + 6 + 1 =$ ☐

$13 - 4 - 2 =$ ☐

$4 + 5 + 8 =$ ☐

$19 - 9 - 4 =$ ☐

$2 + 3 + 1 =$ ☐

$17 - 8 - 6 =$ ☐

$17 - 4 - 0 =$ ☐

$5 + 6 + 0 =$ ☐

$11 - 4 - 5 =$ ☐

$2 + 7 + 4 =$ ☐

$13 - 4 - 8 =$ ☐

$19 - 8 - 2 =$ ☐

$17 - 7 - 8 =$ ☐

$9 + 4 + 7 =$ ☐

$16 - 2 - 8 =$ ☐

$2 + 9 + 8 =$ ☐

$17 - 2 - 4 =$ ☐

$2 + 8 + 5 =$ ☐

$9 + 9 + 4 =$ ☐

$17 - 5 - 9 =$ ☐

$17 - 8 - 9 =$ ☐

$14 - 3 - 4 =$ ☐

● 終了時刻 ☐ 分 ☐ 秒

所要時間 ☐ 分 ☐ 秒

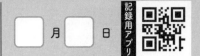

◆ できるだけ速く、次の計算をしましょう。

▶ 開始時刻 ☐ 分 ☐ 秒

$9 + 1 + 6 =$ ☐

$14 - 5 - 9 =$ ☐

$19 - 1 - 6 =$ ☐

$9 + 9 + 2 =$ ☐

$2 + 5 + 6 =$ ☐

$11 - 3 - 5 =$ ☐

$15 - 7 - 6 =$ ☐

$4 + 9 + 6 =$ ☐

$2 + 9 + 7 =$ ☐

$7 + 4 + 1 =$ ☐

$3 + 5 + 2 =$ ☐

$14 - 6 - 7 =$ ☐

$13 - 5 - 1 =$ ☐

$6 + 0 + 4 =$ ☐

$6 + 9 + 6 =$ ☐

$10 - 2 - 2 =$ ☐

$19 - 8 - 4 =$ ☐

$9 + 1 + 7 =$ ☐

$1 + 6 + 3 =$ ☐

$7 + 8 + 1 =$ ☐

$13 - 5 - 2 =$ ☐

$4 + 8 + 5 =$ ☐

$5 + 3 + 8 =$ ☐

$13 - 3 - 5 =$ ☐

$11 - 3 - 4 =$ ☐

$12 - 3 - 5 =$ ☐

$4 + 6 + 9 =$ ☐

$1 + 3 + 6 =$ ☐

$5 + 4 + 3 =$ ☐

$5 + 7 + 6 =$ ☐

$17 - 2 - 5 =$ ☐

$19 - 4 - 2 =$ ☐

$4 + 5 + 6 =$ ☐

$13 - 5 - 4 =$ ☐

$14 - 4 - 9 =$ ☐

$5 + 6 + 7 =$ ☐

$3 + 6 + 3 =$ ☐

$8 - 2 - 0 =$ ☐

$16 - 5 - 7 =$ ☐

$19 - 5 - 9 =$ ☐

$19 - 6 - 2 =$ ☐

$11 - 6 - 2 =$ ☐

$4 + 7 + 2 =$ ☐

$4 + 5 + 3 =$ ☐

$15 - 4 - 1 =$ ☐

$1 + 1 + 6 =$ ☐

$16 - 6 - 6 =$ ☐

$18 - 1 - 3 =$ ☐

$9 + 3 + 4 =$ ☐

$13 - 7 - 5 =$ ☐

$14 - 0 - 9 =$ ☐

$1 + 7 + 7 =$ ☐

$9 + 5 + 9 =$ ☐

$9 + 3 + 6 =$ ☐

$16 - 2 - 9 =$ ☐

$6 + 4 + 4 =$ ☐

$3 + 4 + 8 =$ ☐

$8 + 7 + 8 =$ ☐

$16 - 6 - 3 =$ ☐

$4 + 4 + 9 =$ ☐

$18 - 8 - 3 =$ ☐

$12 - 5 - 1 =$ ☐

$8 - 2 - 5 =$ ☐

$15 - 3 - 3 =$ ☐

$3 + 1 + 4 =$ ☐

$4 + 6 + 2 =$ ☐

$3 + 3 + 1 =$ ☐

$12 - 9 - 1 =$ ☐

$8 + 5 + 5 =$ ☐

$6 - 4 - 2 =$ ☐

$5 + 2 + 8 =$ ☐

$8 - 5 - 1 =$ ☐

$8 + 7 + 6 =$ ☐

$8 - 2 - 2 =$ ☐

$9 + 4 + 7 =$ ☐

$10 - 3 - 2 =$ ☐

$17 - 4 - 9 =$ ☐

$9 + 9 + 4 =$ ☐

$14 - 9 - 2 =$ ☐

$2 + 9 + 3 =$ ☐

$3 + 4 + 2 =$ ☐

$19 - 3 - 7 =$ ☐

$5 + 8 + 1 =$ ☐

$12 - 3 - 3 =$ ☐

$2 + 4 + 5 =$ ☐

$3 + 9 + 5 =$ ☐

$19 - 5 - 5 =$ ☐

$2 + 8 + 6 =$ ☐

$10 - 1 - 5 =$ ☐

$8 + 7 + 4 =$ ☐

$6 + 6 + 0 =$ ☐

$15 - 5 - 7 =$ ☐

$18 - 9 - 1 =$ ☐

$2 + 8 + 9 =$ ☐

$17 - 7 - 7 =$ ☐

$18 - 2 - 2 =$ ☐

$16 - 3 - 3 =$ ☐

$8 + 6 + 1 =$ ☐

$11 - 2 - 1 =$ ☐

$7 - 1 - 3 =$ ☐

■ 終了時刻 ☐ 分 ☐ 秒

所要時間 ☐ 分 ☐ 秒

月 日

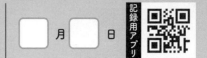

◆ できるだけ速く、次の計算をしましょう。

▶ 開始時刻 □分 □秒

5 + 3 + 3 =

19 − 6 − 3 =

19 − 9 − 2 =

19 − 2 − 3 =

2 + 8 + 1 =

3 + 2 + 2 =

14 − 4 − 1 =

3 + 0 + 3 =

14 − 9 − 4 =

1 + 3 + 9 =

19 − 4 − 5 =

8 + 5 + 2 =

7 + 8 + 4 =

6 − 2 − 4 =

18 − 4 − 9 =

19 − 7 − 5 =

1 + 3 + 4 =

16 − 9 − 6 =

11 − 4 − 4 =

6 + 6 + 7 =

1 + 8 + 5 =

16 − 5 − 2 =

1 + 6 + 5 =

3 + 9 + 5 =

6 + 1 + 2 =

12 − 2 − 8 =

6 + 1 + 6 =

17 − 8 − 3 =

5 + 4 + 6 =

9 + 9 + 4 =

7 + 5 + 1 =

16 − 8 − 3 =

18 − 3 − 1 =

14 − 3 − 1 =

3 + 1 + 5 =

1 + 1 + 6 =

1 + 4 + 3 =

17 − 7 − 0 =

16 − 3 − 8 =

15 − 8 − 6 =

16 − 8 − 5 =

3 − 1 − 1 =

7 + 1 + 5 =

8 + 4 + 1 =

14 − 8 − 2 =

8 + 5 + 9 =

9 + 9 + 7 =

19 − 9 − 1 =

7 + 5 + 8 =

16 − 2 − 9 =

14 − 1 − 2 = ☐ 　　17 − 7 − 4 = ☐ 　　7 + 0 + 2 = ☐

6 + 3 + 5 = ☐ 　　17 − 4 − 4 = ☐ 　　14 − 5 − 9 = ☐

2 + 1 + 8 = ☐ 　　16 − 4 − 3 = ☐ 　　12 − 5 − 3 = ☐

15 − 6 − 0 = ☐ 　　6 + 4 + 7 = ☐ 　　5 + 6 + 5 = ☐

4 + 5 + 4 = ☐ 　　9 + 2 + 9 = ☐ 　　6 + 6 + 9 = ☐

4 + 6 + 4 = ☐ 　　7 + 9 + 6 = ☐ 　　7 + 6 + 2 = ☐

15 − 7 − 2 = ☐ 　　19 − 4 − 3 = ☐ 　　9 − 3 − 2 = ☐

2 + 9 + 7 = ☐ 　　9 + 4 + 1 = ☐ 　　14 − 1 − 1 = ☐

2 + 1 + 3 = ☐ 　　12 − 2 − 4 = ☐ 　　8 + 3 + 7 = ☐

7 + 4 + 8 = ☐ 　　18 − 9 − 3 = ☐ 　　13 − 3 − 7 = ☐

14 − 3 − 6 = ☐ 　　4 + 3 + 6 = ☐ 　　18 − 8 − 5 = ☐

9 + 1 + 4 = ☐ 　　13 − 5 − 3 = ☐ 　　4 + 6 + 6 = ☐

7 + 5 + 2 = ☐ 　　17 − 4 − 5 = ☐ 　　3 + 5 + 6 = ☐

18 − 6 − 4 = ☐ 　　3 + 1 + 4 = ☐ 　　19 − 5 − 8 = ☐

18 − 7 − 9 = ☐ 　　11 − 5 − 2 = ☐ 　　14 − 2 − 2 = ☐

3 + 1 + 9 = ☐ 　　16 − 3 − 4 = ☐ 　　2 + 3 + 8 = ☐

5 + 7 + 7 = ☐ 　　19 − 7 − 4 = ☐

⬛ 終了時刻 ☐ 分 ☐ 秒

所要時間 ☐ 分 ☐ 秒

月 日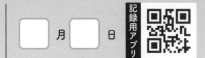

◆ できるだけ速く、次の計算をしましょう。

▶ 開始時刻 □分 □秒

$8 - 2 - 1 =$ ☐

$9 + 6 + 8 =$ ☐

$7 + 8 + 2 =$ ☐

$16 - 7 - 6 =$ ☐

$16 - 6 - 1 =$ ☐

$19 - 7 - 2 =$ ☐

$9 - 4 - 3 =$ ☐

$7 + 7 + 4 =$ ☐

$2 + 7 + 5 =$ ☐

$12 - 3 - 6 =$ ☐

$4 + 3 + 9 =$ ☐

$17 - 6 - 5 =$ ☐

$18 - 7 - 8 =$ ☐

$17 - 1 - 7 =$ ☐

$10 - 3 - 4 =$ ☐

$15 - 5 - 6 =$ ☐

$5 + 1 + 9 =$ ☐

$9 - 3 - 2 =$ ☐

$1 + 9 + 8 =$ ☐

$18 - 0 - 9 =$ ☐

$2 + 4 + 8 =$ ☐

$1 + 1 + 5 =$ ☐

$5 + 9 + 1 =$ ☐

$11 - 2 - 3 =$ ☐

$7 + 1 + 1 =$ ☐

$9 + 7 + 9 =$ ☐

$10 - 3 - 6 =$ ☐

$13 - 3 - 3 =$ ☐

$4 + 1 + 2 =$ ☐

$15 - 9 - 2 =$ ☐

$2 + 9 + 5 =$ ☐

$1 + 1 + 1 =$ ☐

$19 - 6 - 3 =$ ☐

$1 + 4 + 5 =$ ☐

$4 + 7 + 2 =$ ☐

$7 + 7 + 5 =$ ☐

$3 + 4 + 3 =$ ☐

$13 - 3 - 5 =$ ☐

$9 + 5 + 3 =$ ☐

$17 - 6 - 3 =$ ☐

$13 - 5 - 7 =$ ☐

$9 - 3 - 1 =$ ☐

$6 + 8 + 9 =$ ☐

$1 + 5 + 4 =$ ☐

$1 + 7 + 7 =$ ☐

$18 - 4 - 8 =$ ☐

$15 - 5 - 5 =$ ☐

$8 + 1 + 1 =$ ☐

$14 - 7 - 2 =$ ☐

$5 + 0 + 1 =$ ☐

5 + 8 + 5 = ☐

6 + 2 + 9 = ☐

10 − 2 − 2 = ☐

13 − 4 − 3 = ☐

5 + 3 + 3 = ☐

18 − 9 − 8 = ☐

19 − 8 − 0 = ☐

1 + 6 + 3 = ☐

10 − 3 − 5 = ☐

14 − 4 − 8 = ☐

19 − 1 − 7 = ☐

7 + 6 + 5 = ☐

19 − 1 − 5 = ☐

15 − 9 − 5 = ☐

14 − 6 − 2 = ☐

9 + 4 + 3 = ☐

14 − 7 − 4 = ☐

1 + 3 + 1 = ☐

1 + 5 + 0 = ☐

15 − 3 − 3 = ☐

5 + 1 + 7 = ☐

11 − 1 − 2 = ☐

9 + 2 + 5 = ☐

4 + 5 + 2 = ☐

18 − 3 − 3 = ☐

3 + 1 + 4 = ☐

13 − 2 − 9 = ☐

2 + 6 + 4 = ☐

5 + 9 + 4 = ☐

16 − 8 − 6 = ☐

7 − 5 − 1 = ☐

7 + 5 + 5 = ☐

9 + 6 + 7 = ☐

8 + 5 + 5 = ☐

10 − 2 − 8 = ☐

11 − 1 − 9 = ☐

7 + 6 + 1 = ☐

16 − 2 − 8 = ☐

10 − 8 − 2 = ☐

15 − 8 − 6 = ☐

3 + 4 + 6 = ☐

18 − 3 − 2 = ☐

9 + 2 + 8 = ☐

5 + 6 + 5 = ☐

10 − 1 − 7 = ☐

7 + 2 + 6 = ☐

18 − 6 − 2 = ☐

2 + 8 + 9 = ☐

2 + 9 + 1 = ☐

8 + 4 + 1 = ☐

● 終了時刻 ☐ 分 ☐ 秒

所要時間 ☐ 分 ☐ 秒

42

I　カウンティングテスト

1から120までを声に出してできるだけ速く数えます。
数え終わるまでにかかった時間を計りましょう。

□ 秒

II　単語記憶テスト

まず、次のことばを、**2分間**で、できるだけたくさん覚えます。

さとう	いよく	よなか	えきす	さかい	へんじ
こたえ	ひのき	のろし	れいぎ	せかい	ひるま
みかた	みほん	めいし	けいこ	こだま	からす
なかま	けもの	いけん	てがら	こたつ	よあけ
こよみ	げんり	にっき	うねり	ぼたん	やしき

覚えたことばを、裏のページの解答用紙にできるだけたくさん書きます。
2分間で、覚えたことばを、いくつ思い出すことができますか？

Ⅱ 覚えたことばを、**2分間**で ⬚ に書きましょう。

［ 単語記憶テスト解答欄 ］

正答数

☐ 語

Ⅲ 別冊6ページの「**ストループテスト**」も忘れずに行いましょう。

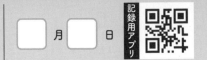

月 日

◆ できるだけ速く、次の計算をしましょう。

▶ 開始時刻 ☐ 分 ☐ 秒

16 − 4 − 4 =

6 − 1 − 3 =

7 + 4 + 4 =

6 + 5 + 2 =

8 + 4 + 7 =

1 + 6 + 8 =

12 − 2 − 8 =

4 + 9 + 5 =

13 − 3 − 1 =

14 − 3 − 3 =

8 + 9 + 2 =

6 + 2 + 3 =

16 − 7 − 4 =

7 + 3 + 1 =

7 − 2 − 2 =

12 − 6 − 3 =

6 + 9 + 8 =

18 − 5 − 0 =

16 − 1 − 3 =

19 − 7 − 7 =

1 + 1 + 8 =

4 + 4 + 2 =

5 + 2 + 4 =

3 + 9 + 4 =

9 − 1 − 4 =

3 + 2 + 2 =

1 + 2 + 1 =

9 + 3 + 1 =

5 + 8 + 1 =

15 − 8 − 5 =

13 − 7 − 5 =

7 − 1 − 5 =

4 + 3 + 1 =

7 + 6 + 0 =

13 − 6 − 6 =

13 − 7 − 3 =

19 − 6 − 7 =

2 + 4 + 5 =

13 − 7 − 1 =

11 − 9 − 2 =

17 − 1 − 8 =

1 + 7 + 9 =

19 − 2 − 4 =

4 + 5 + 5 =

8 − 2 − 2 =

3 + 6 + 5 =

6 + 8 + 5 =

6 + 1 + 9 =

15 − 8 − 3 =

16 − 5 − 9 =

14 − 1 − 4 = ☐   3 + 8 + 1 = ☐   7 + 4 + 3 = ☐

4 + 3 + 7 = ☐   6 + 1 + 4 = ☐   14 − 2 − 8 = ☐

4 + 5 + 7 = ☐   15 − 3 − 9 = ☐   10 − 7 − 3 = ☐

8 − 4 − 2 = ☐   1 + 4 + 3 = ☐   17 − 2 − 9 = ☐

16 − 7 − 8 = ☐   7 + 1 + 5 = ☐   8 + 9 + 6 = ☐

12 − 6 − 4 = ☐   14 − 1 − 0 = ☐   1 + 9 + 9 = ☐

14 − 3 − 4 = ☐   14 − 8 − 2 = ☐   8 + 4 + 6 = ☐

1 + 5 + 4 = ☐   7 + 3 + 6 = ☐   2 + 1 + 5 = ☐

15 − 3 − 3 = ☐   9 + 1 + 3 = ☐   8 − 3 − 3 = ☐

2 + 3 + 4 = ☐   1 + 1 + 1 = ☐   4 + 1 + 7 = ☐

15 − 2 − 7 = ☐   19 − 7 − 5 = ☐   11 − 2 − 3 = ☐

3 + 7 + 1 = ☐   8 − 5 − 3 = ☐   18 − 2 − 6 = ☐

19 − 6 − 8 = ☐   16 − 1 − 4 = ☐   6 + 3 + 6 = ☐

8 + 3 + 7 = ☐   3 + 5 + 6 = ☐   15 − 8 − 2 = ☐

16 − 7 − 7 = ☐   11 − 3 − 5 = ☐   14 − 7 − 6 = ☐

4 + 2 + 4 = ☐   9 + 9 + 1 = ☐   8 − 2 − 4 = ☐

4 + 0 + 5 = ☐   9 + 3 + 4 = ☐

● 終了時刻 ☐ 分 ☐ 秒

所要時間 ☐ 分 ☐ 秒

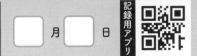

記録用アプリ

◯ 月 ◯ 日

◆ できるだけ速く、次の計算をしましょう。

▶ 開始時刻 ◯ 分 ◯ 秒

$3 + 8 + 6 =$ ☐

$12 - 9 - 2 =$ ☐

$8 + 7 + 7 =$ ☐

$16 - 3 - 5 =$ ☐

$3 + 5 + 5 =$ ☐

$11 - 4 - 3 =$ ☐

$8 - 1 - 2 =$ ☐

$5 + 6 + 5 =$ ☐

$4 + 7 + 4 =$ ☐

$19 - 9 - 7 =$ ☐

$6 - 1 - 2 =$ ☐

$8 + 1 + 6 =$ ☐

$9 + 2 + 3 =$ ☐

$9 - 5 - 2 =$ ☐

$3 + 2 + 7 =$ ☐

$5 + 2 + 2 =$ ☐

$12 - 5 - 4 =$ ☐

$15 - 7 - 8 =$ ☐

$17 - 1 - 6 =$ ☐

$1 + 8 + 4 =$ ☐

$14 - 8 - 1 =$ ☐

$17 - 7 - 3 =$ ☐

$7 + 8 + 1 =$ ☐

$7 + 4 + 5 =$ ☐

$11 - 6 - 0 =$ ☐

$16 - 9 - 4 =$ ☐

$4 + 0 + 4 =$ ☐

$9 - 8 - 1 =$ ☐

$17 - 3 - 4 =$ ☐

$6 + 8 + 3 =$ ☐

$6 + 1 + 7 =$ ☐

$7 + 7 + 6 =$ ☐

$2 + 8 + 5 =$ ☐

$16 - 4 - 4 =$ ☐

$7 - 1 - 6 =$ ☐

$6 - 1 - 4 =$ ☐

$6 + 4 + 5 =$ ☐

$2 + 9 + 7 =$ ☐

$7 + 9 + 3 =$ ☐

$13 - 9 - 2 =$ ☐

$3 + 2 + 3 =$ ☐

$2 + 7 + 4 =$ ☐

$6 + 3 + 2 =$ ☐

$12 - 2 - 3 =$ ☐

$9 + 4 + 5 =$ ☐

$13 - 3 - 5 =$ ☐

$3 + 3 + 3 =$ ☐

$6 - 4 - 2 =$ ☐

$12 - 5 - 7 =$ ☐

$14 - 7 - 5 =$ ☐

$4 + 7 + 2 =$ ☐ $8 + 4 + 1 =$ ☐ $17 - 4 - 2 =$ ☐

$3 + 4 + 3 =$ ☐ $5 - 2 - 3 =$ ☐ $1 + 8 + 1 =$ ☐

$19 - 2 - 6 =$ ☐ $2 + 5 + 8 =$ ☐ $1 + 7 + 9 =$ ☐

$18 - 6 - 8 =$ ☐ $9 + 3 + 9 =$ ☐ $12 - 8 - 1 =$ ☐

$14 - 7 - 1 =$ ☐ $1 + 6 + 0 =$ ☐ $9 + 7 + 2 =$ ☐

$18 - 8 - 2 =$ ☐ $14 - 2 - 5 =$ ☐ $11 - 9 - 2 =$ ☐

$8 + 9 + 6 =$ ☐ $19 - 6 - 9 =$ ☐ $7 + 6 + 4 =$ ☐

$1 + 9 + 5 =$ ☐ $5 + 9 + 5 =$ ☐ $15 - 2 - 4 =$ ☐

$1 + 1 + 2 =$ ☐ $7 + 1 + 1 =$ ☐ $15 - 6 - 3 =$ ☐

$7 + 6 + 3 =$ ☐ $12 - 4 - 7 =$ ☐ $17 - 1 - 5 =$ ☐

$16 - 6 - 9 =$ ☐ $9 - 2 - 5 =$ ☐ $15 - 6 - 7 =$ ☐

$9 - 5 - 3 =$ ☐ $4 + 6 + 7 =$ ☐ $2 + 4 + 6 =$ ☐

$6 + 7 + 8 =$ ☐ $15 - 7 - 0 =$ ☐ $19 - 4 - 4 =$ ☐

$9 - 1 - 6 =$ ☐ $5 + 3 + 3 =$ ☐ $5 + 2 + 3 =$ ☐

$17 - 5 - 4 =$ ☐ $5 + 6 + 2 =$ ☐ $8 + 6 + 9 =$ ☐

$17 - 4 - 3 =$ ☐ $17 - 8 - 6 =$ ☐ $1 + 3 + 2 =$ ☐

$8 - 2 - 6 =$ ☐ $6 + 5 + 9 =$ ☐

● 終了時刻 ☐ 分 ☐ 秒

所要時間 ☐ 分 ☐ 秒

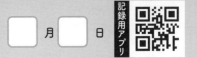
◆ できるだけ速く、次の計算をしましょう。

▶ 開始時刻 □分 □秒

$9 + 7 + 8 =$ □　　$9 + 2 + 3 =$ □

$7 + 7 + 5 =$ □　　$19 - 1 - 1 =$ □　　$11 - 2 - 5 =$ □

$1 + 2 + 9 =$ □　　$13 - 6 - 1 =$ □　　$19 - 9 - 7 =$ □

$1 + 5 + 8 =$ □　　$7 - 2 - 1 =$ □　　$3 + 8 + 2 =$ □

$7 + 3 + 1 =$ □　　$1 + 5 + 4 =$ □　　$6 + 3 + 2 =$ □

$12 - 4 - 7 =$ □　　$2 + 1 + 5 =$ □　　$8 - 7 - 1 =$ □

$2 + 8 + 4 =$ □　　$19 - 2 - 6 =$ □　　$12 - 4 - 5 =$ □

$13 - 3 - 1 =$ □　　$7 + 2 + 8 =$ □　　$3 + 2 + 2 =$ □

$19 - 0 - 2 =$ □　　$14 - 1 - 8 =$ □　　$14 - 2 - 8 =$ □

$11 - 5 - 3 =$ □　　$2 + 8 + 7 =$ □　　$7 + 0 + 4 =$ □

$9 - 1 - 5 =$ □　　$9 + 9 + 2 =$ □　　$17 - 8 - 6 =$ □

$6 + 6 + 6 =$ □　　$14 - 8 - 6 =$ □　　$13 - 6 - 5 =$ □

$7 + 6 + 2 =$ □　　$8 + 4 + 2 =$ □　　$1 + 8 + 4 =$ □

$8 - 1 - 6 =$ □　　$18 - 6 - 5 =$ □　　$3 + 2 + 7 =$ □

$19 - 1 - 8 =$ □　　$6 + 5 + 9 =$ □　　$3 + 3 + 5 =$ □

$4 + 3 + 8 =$ □　　$11 - 2 - 7 =$ □　　$17 - 2 - 4 =$ □

$14 - 7 - 2 =$ □　　$9 + 5 + 7 =$ □　　$11 - 2 - 4 =$ □

$9 + 3 + 5 =$ ☐

$7 - 2 - 3 =$ ☐

$2 + 7 + 6 =$ ☐

$15 - 2 - 2 =$ ☐

$11 - 1 - 5 =$ ☐

$15 - 3 - 6 =$ ☐

$5 + 8 + 2 =$ ☐

$13 - 6 - 7 =$ ☐

$7 + 1 + 2 =$ ☐

$12 - 1 - 8 =$ ☐

$8 + 0 + 1 =$ ☐

$13 - 4 - 8 =$ ☐

$4 + 8 + 5 =$ ☐

$8 + 3 + 3 =$ ☐

$10 - 4 - 4 =$ ☐

$15 - 1 - 7 =$ ☐

$5 + 4 + 1 =$ ☐

$18 - 1 - 9 =$ ☐

$13 - 1 - 1 =$ ☐

$6 + 2 + 8 =$ ☐

$2 + 8 + 5 =$ ☐

$16 - 2 - 0 =$ ☐

$4 + 9 + 8 =$ ☐

$16 - 5 - 9 =$ ☐

$13 - 4 - 1 =$ ☐

$5 - 4 - 1 =$ ☐

$8 + 7 + 3 =$ ☐

$15 - 7 - 1 =$ ☐

$9 - 2 - 6 =$ ☐

$1 + 4 + 3 =$ ☐

$3 + 9 + 6 =$ ☐

$7 + 5 + 6 =$ ☐

$3 + 8 + 1 =$ ☐

$16 - 2 - 5 =$ ☐

$17 - 2 - 2 =$ ☐

$9 + 5 + 5 =$ ☐

$12 - 5 - 7 =$ ☐

$16 - 6 - 6 =$ ☐

$14 - 7 - 3 =$ ☐

$6 + 9 + 3 =$ ☐

$9 + 7 + 1 =$ ☐

$3 + 3 + 6 =$ ☐

$8 - 1 - 2 =$ ☐

$9 + 3 + 7 =$ ☐

$3 + 3 + 2 =$ ☐

$8 + 7 + 2 =$ ☐

$18 - 5 - 4 =$ ☐

$7 + 3 + 9 =$ ☐

$16 - 8 - 4 =$ ☐

$4 + 5 + 3 =$ ☐

● 終了時刻 ☐ 分 ☐ 秒

所要時間 ☐ 分 ☐ 秒

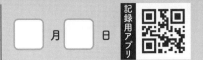
◆ できるだけ速く、次の計算をしましょう。

▶ 開始時刻 □ 分 □ 秒

$2 + 6 + 5 =$ □

$5 + 7 + 1 =$ □

$19 - 9 - 5 =$ □

$7 + 7 + 5 =$ □

$7 + 6 + 9 =$ □

$3 + 1 + 8 =$ □

$7 - 1 - 4 =$ □

$18 - 4 - 2 =$ □

$19 - 4 - 4 =$ □

$5 + 5 + 5 =$ □

$16 - 8 - 6 =$ □

$16 - 6 - 2 =$ □

$4 + 1 + 5 =$ □

$8 + 3 + 6 =$ □

$16 - 5 - 8 =$ □

$6 + 7 + 2 =$ □

$13 - 3 - 7 =$ □

$2 + 3 + 1 =$ □

$17 - 9 - 8 =$ □

$6 + 1 + 8 =$ □

$18 - 5 - 3 =$ □

$6 - 1 - 2 =$ □

$8 - 1 - 7 =$ □

$12 - 6 - 2 =$ □

$8 + 9 + 1 =$ □

$14 - 5 - 7 =$ □

$4 + 2 + 0 =$ □

$17 - 6 - 4 =$ □

$15 - 3 - 3 =$ □

$8 - 2 - 4 =$ □

$3 + 8 + 2 =$ □

$5 + 3 + 2 =$ □

$4 + 9 + 1 =$ □

$12 - 3 - 2 =$ □

$11 - 6 - 4 =$ □

$2 + 7 + 2 =$ □

$17 - 3 - 9 =$ □

$14 - 2 - 1 =$ □

$7 + 9 + 7 =$ □

$19 - 5 - 1 =$ □

$4 + 2 + 5 =$ □

$18 - 3 - 0 =$ □

$14 - 3 - 8 =$ □

$1 + 5 + 9 =$ □

$4 + 1 + 1 =$ □

$2 + 8 + 4 =$ □

$8 + 6 + 6 =$ □

$7 + 5 + 9 =$ □

$10 - 7 - 2 =$ □

$9 + 6 + 6 =$ □

$5 - 2 - 1 =$ ☐

$11 - 3 - 1 =$ ☐

$5 + 7 + 5 =$ ☐

$16 - 1 - 2 =$ ☐

$6 - 2 - 4 =$ ☐

$9 + 7 + 2 =$ ☐

$13 - 4 - 6 =$ ☐

$4 + 0 + 1 =$ ☐

$13 - 1 - 6 =$ ☐

$4 + 5 + 3 =$ ☐

$15 - 7 - 5 =$ ☐

$16 - 0 - 6 =$ ☐

$8 + 5 + 2 =$ ☐

$5 + 1 + 9 =$ ☐

$4 + 9 + 6 =$ ☐

$10 - 3 - 3 =$ ☐

$5 + 8 + 4 =$ ☐

$12 - 2 - 8 =$ ☐

$18 - 9 - 5 =$ ☐

$6 + 8 + 3 =$ ☐

$4 + 8 + 1 =$ ☐

$15 - 2 - 9 =$ ☐

$6 + 6 + 3 =$ ☐

$3 + 7 + 3 =$ ☐

$3 + 9 + 9 =$ ☐

$10 - 2 - 1 =$ ☐

$5 + 8 + 6 =$ ☐

$13 - 2 - 6 =$ ☐

$19 - 4 - 2 =$ ☐

$2 + 6 + 9 =$ ☐

$10 - 1 - 7 =$ ☐

$12 - 1 - 7 =$ ☐

$3 + 2 + 9 =$ ☐

$17 - 8 - 6 =$ ☐

$1 + 3 + 3 =$ ☐

$12 - 5 - 5 =$ ☐

$9 + 4 + 7 =$ ☐

$4 + 6 + 7 =$ ☐

$17 - 3 - 1 =$ ☐

$5 + 8 + 8 =$ ☐

$18 - 9 - 9 =$ ☐

$1 + 9 + 6 =$ ☐

$11 - 4 - 7 =$ ☐

$8 - 4 - 1 =$ ☐

$4 + 9 + 3 =$ ☐

$8 - 6 - 1 =$ ☐

$7 + 5 + 3 =$ ☐

$1 + 2 + 6 =$ ☐

$18 - 2 - 5 =$ ☐

$6 + 8 + 4 =$ ☐

● 終了時刻 ☐ 分 ☐ 秒

所要時間 ☐ 分 ☐ 秒

月　日

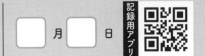

記録用アプリ

◆ できるだけ速く、次の計算をしましょう。

▶ 開始時刻 ☐ 分 ☐ 秒

$1 + 2 + 7 =$ ☐　　$2 + 2 + 5 =$ ☐

$7 + 6 + 9 =$ ☐　　$12 - 1 - 1 =$ ☐　　$19 - 9 - 6 =$ ☐

$19 - 2 - 1 =$ ☐　　$2 + 1 + 2 =$ ☐　　$18 - 3 - 2 =$ ☐

$16 - 2 - 9 =$ ☐　　$3 + 5 + 7 =$ ☐　　$3 + 3 + 2 =$ ☐

$7 + 2 + 2 =$ ☐　　$15 - 6 - 1 =$ ☐　　$7 + 6 + 1 =$ ☐

$3 + 1 + 2 =$ ☐　　$5 + 3 + 3 =$ ☐　　$16 - 3 - 0 =$ ☐

$12 - 7 - 3 =$ ☐　　$9 - 5 - 2 =$ ☐　　$9 + 4 + 4 =$ ☐

$15 - 6 - 4 =$ ☐　　$19 - 4 - 1 =$ ☐　　$16 - 2 - 2 =$ ☐

$9 - 2 - 7 =$ ☐　　$15 - 2 - 5 =$ ☐　　$6 + 1 + 5 =$ ☐

$14 - 4 - 3 =$ ☐　　$9 + 1 + 6 =$ ☐　　$11 - 5 - 4 =$ ☐

$8 + 8 + 1 =$ ☐　　$9 + 3 + 7 =$ ☐　　$6 + 4 + 0 =$ ☐

$5 + 4 + 8 =$ ☐　　$1 + 8 + 8 =$ ☐　　$9 - 1 - 6 =$ ☐

$7 + 1 + 1 =$ ☐　　$17 - 8 - 7 =$ ☐　　$4 + 3 + 5 =$ ☐

$18 - 5 - 9 =$ ☐　　$7 + 1 + 5 =$ ☐　　$15 - 5 - 6 =$ ☐

$5 + 6 + 4 =$ ☐　　$3 + 3 + 5 =$ ☐　　$7 + 1 + 7 =$ ☐

$2 + 2 + 3 =$ ☐　　$9 - 3 - 2 =$ ☐　　$13 - 4 - 1 =$ ☐

$12 - 4 - 7 =$ ☐　　$10 - 6 - 2 =$ ☐　　$13 - 1 - 3 =$ ☐

$7 + 7 + 5 =$ ☐

$19 - 8 - 6 =$ ☐

$2 + 1 + 9 =$ ☐

$9 + 6 + 8 =$ ☐

$9 + 4 + 1 =$ ☐

$2 + 9 + 3 =$ ☐

$11 - 4 - 5 =$ ☐

$7 + 0 + 1 =$ ☐

$7 + 3 + 9 =$ ☐

$2 + 6 + 6 =$ ☐

$8 + 5 + 6 =$ ☐

$17 - 1 - 0 =$ ☐

$1 + 5 + 7 =$ ☐

$9 + 9 + 4 =$ ☐

$8 + 8 + 6 =$ ☐

$6 + 6 + 3 =$ ☐

$13 - 2 - 5 =$ ☐

$3 + 9 + 9 =$ ☐

$4 + 1 + 3 =$ ☐

$15 - 5 - 7 =$ ☐

$13 - 2 - 7 =$ ☐

$18 - 1 - 5 =$ ☐

$5 + 7 + 5 =$ ☐

$6 + 4 + 1 =$ ☐

$8 + 7 + 5 =$ ☐

$14 - 6 - 2 =$ ☐

$19 - 8 - 7 =$ ☐

$2 + 6 + 5 =$ ☐

$17 - 5 - 9 =$ ☐

$19 - 3 - 5 =$ ☐

$5 + 4 + 1 =$ ☐

$6 + 5 + 8 =$ ☐

$17 - 2 - 4 =$ ☐

$13 - 6 - 1 =$ ☐

$2 + 5 + 4 =$ ☐

$17 - 4 - 4 =$ ☐

$19 - 7 - 6 =$ ☐

$4 + 3 + 7 =$ ☐

$10 - 7 - 2 =$ ☐

$15 - 4 - 6 =$ ☐

$16 - 9 - 7 =$ ☐

$16 - 4 - 7 =$ ☐

$4 + 1 + 9 =$ ☐

$17 - 1 - 4 =$ ☐

$18 - 7 - 4 =$ ☐

$15 - 3 - 7 =$ ☐

$1 + 4 + 8 =$ ☐

$10 - 1 - 3 =$ ☐

$15 - 4 - 3 =$ ☐

$11 - 4 - 4 =$ ☐

● 終了時刻 ☐ 分 ☐ 秒

所要時間 ☐ 分 ☐ 秒

54

前頭葉機能検査 　□月□日

Ⅰ　カウンティングテスト

1から120までを声に出してできるだけ速く数えます。
数え終わるまでにかかった時間を計りましょう。

□ 秒

Ⅱ　単語記憶テスト

まず、次のことばを、**2分間**で、できるだけたくさん覚えます。

つぼみ	ふろば	だいず	わだい	じまん	みなと
あいず	おいる	とだな	あきや	ぬりえ	けしき
ずかん	はいく	あさひ	そしつ	にこみ	せけん
せんい	あそび	るいじ	はやし	りろん	りんご
おてら	いふく	おみせ	ようい	もくば	きごう

覚えたことばを、裏のページの解答用紙にできるだけたくさん書きます。
2分間で、覚えたことばを、いくつ思い出すことができますか？

Ⅱ 覚えたことばを、**2分間**で ☐ に書きましょう。

［ 単語記憶テスト解答欄 ］

正答数

☐ 語

Ⅲ 別冊7ページの「**ストループテスト**」も忘れずに行いましょう。

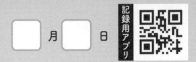
◆ できるだけ速く、次の計算をしましょう。

▶ 開始時刻 ☐ 分 ☐ 秒

14 − 3 − 4 = ☐ 　　17 − 2 − 6 = ☐

19 − 2 − 2 = ☐ 　　1 + 7 + 9 = ☐ 　　2 + 4 + 7 = ☐

1 + 1 + 9 = ☐ 　　15 − 2 − 8 = ☐ 　　7 + 8 + 4 = ☐

8 + 1 + 4 = ☐ 　　6 + 6 + 7 = ☐ 　　10 − 5 − 3 = ☐

3 + 6 + 7 = ☐ 　　5 + 1 + 5 = ☐ 　　18 − 8 − 7 = ☐

13 − 2 − 1 = ☐ 　　15 − 3 − 4 = ☐ 　　2 + 1 + 1 = ☐

12 − 4 − 2 = ☐ 　　3 + 6 + 8 = ☐ 　　17 − 3 − 1 = ☐

18 − 6 − 4 = ☐ 　　5 + 5 + 5 = ☐ 　　4 − 1 − 2 = ☐

9 + 3 + 5 = ☐ 　　3 − 2 − 1 = ☐ 　　12 − 1 − 5 = ☐

5 + 0 + 6 = ☐ 　　11 − 5 − 5 = ☐ 　　2 + 7 + 6 = ☐

1 + 7 + 8 = ☐ 　　9 + 1 + 8 = ☐ 　　8 − 1 − 1 = ☐

14 − 0 − 6 = ☐ 　　14 − 5 − 8 = ☐ 　　2 + 7 + 8 = ☐

9 + 9 + 5 = ☐ 　　19 − 8 − 6 = ☐ 　　4 + 4 + 1 = ☐

9 − 3 − 1 = ☐ 　　16 − 4 − 4 = ☐ 　　14 − 4 − 4 = ☐

17 − 6 − 4 = ☐ 　　14 − 7 − 1 = ☐ 　　1 + 4 + 2 = ☐

4 + 7 + 7 = ☐ 　　6 + 7 + 9 = ☐ 　　4 + 8 + 8 = ☐

13 − 2 − 2 = ☐ 　　7 + 8 + 8 = ☐ 　　5 + 2 + 8 = ☐

16 − 3 − 4 = ☐   11 − 3 − 7 = ☐   5 + 5 + 3 = ☐

14 − 2 − 9 = ☐   4 + 2 + 5 = ☐   8 + 1 + 6 = ☐

2 + 9 + 7 = ☐   12 − 7 − 1 = ☐   13 − 2 − 5 = ☐

17 − 6 − 2 = ☐   8 + 9 + 7 = ☐   7 + 8 + 6 = ☐

14 − 2 − 1 = ☐   18 − 9 − 7 = ☐   12 − 3 − 3 = ☐

15 − 3 − 5 = ☐   16 − 1 − 6 = ☐   6 + 6 + 6 = ☐

18 − 7 − 9 = ☐   6 + 5 + 5 = ☐   13 − 5 − 5 = ☐

8 + 9 + 3 = ☐   15 − 8 − 2 = ☐   6 + 8 + 8 = ☐

14 − 8 − 1 = ☐   9 + 7 + 8 = ☐   3 + 4 + 1 = ☐

11 − 8 − 2 = ☐   2 + 3 + 1 = ☐   8 − 6 − 2 = ☐

2 + 8 + 0 = ☐   7 + 4 + 6 = ☐   7 + 2 + 6 = ☐

2 + 5 + 4 = ☐   17 − 1 − 5 = ☐   9 + 8 + 4 = ☐

16 − 2 − 2 = ☐   8 − 5 − 2 = ☐   3 + 5 + 7 = ☐

8 + 9 + 9 = ☐   16 − 8 − 7 = ☐   2 + 9 + 3 = ☐

4 + 5 + 5 = ☐   8 + 1 + 9 = ☐   11 − 2 − 5 = ☐

13 − 5 − 0 = ☐   7 + 1 + 7 = ☐   2 + 1 + 2 = ☐

19 − 1 − 3 = ☐   12 − 3 − 7 = ☐

● 終了時刻 ☐ 分 ☐ 秒

所要時間 ☐ 分 ☐ 秒

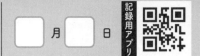

◆ できるだけ速く、次の計算をしましょう。

▶ 開始時刻 □分 □秒

$2 + 9 + 3 =$ □

$9 + 2 + 6 =$ □

$3 + 6 + 6 =$ □

$14 - 3 - 9 =$ □

$19 - 9 - 5 =$ □

$7 + 5 + 4 =$ □

$10 - 3 - 4 =$ □

$17 - 4 - 1 =$ □

$5 + 2 + 8 =$ □

$5 + 9 + 7 =$ □

$12 - 5 - 5 =$ □

$17 - 2 - 7 =$ □

$5 + 5 + 4 =$ □

$12 - 2 - 3 =$ □

$5 + 8 + 2 =$ □

$10 - 2 - 3 =$ □

$12 - 9 - 1 =$ □

$3 + 5 + 5 =$ □

$8 + 7 + 6 =$ □

$13 - 9 - 2 =$ □

$17 - 5 - 2 =$ □

$17 - 7 - 6 =$ □

$8 + 2 + 8 =$ □

$16 - 4 - 6 =$ □

$4 + 8 + 2 =$ □

$5 + 1 + 6 =$ □

$6 + 7 + 4 =$ □

$9 - 7 - 2 =$ □

$5 + 6 + 0 =$ □

$3 + 1 + 8 =$ □

$4 + 3 + 2 =$ □

$14 - 3 - 7 =$ □

$1 + 6 + 3 =$ □

$18 - 8 - 9 =$ □

$1 + 9 + 6 =$ □

$19 - 5 - 3 =$ □

$11 - 1 - 0 =$ □

$2 + 5 + 6 =$ □

$18 - 2 - 9 =$ □

$19 - 7 - 2 =$ □

$5 - 1 - 2 =$ □

$6 + 8 + 3 =$ □

$6 + 7 + 8 =$ □

$12 - 1 - 6 =$ □

$8 - 6 - 1 =$ □

$3 + 9 + 7 =$ □

$15 - 1 - 8 =$ □

$1 + 4 + 5 =$ □

$9 - 4 - 5 =$ □

$6 + 9 + 7 =$ □

$9 + 6 + 6 =$	$8 + 6 + 4 =$	$6 + 8 + 5 =$
$12 - 4 - 1 =$	$2 + 3 + 3 =$	$19 - 8 - 4 =$
$19 - 9 - 8 =$	$2 + 4 + 4 =$	$13 - 4 - 5 =$
$9 - 2 - 6 =$	$12 - 3 - 8 =$	$4 + 9 + 3 =$
$5 + 9 + 2 =$	$16 - 5 - 8 =$	$2 + 6 + 9 =$
$5 + 6 + 7 =$	$19 - 1 - 3 =$	$14 - 4 - 5 =$
$5 + 3 + 6 =$	$8 + 7 + 9 =$	$19 - 5 - 8 =$
$6 - 2 - 3 =$	$5 + 2 + 1 =$	$3 + 2 + 2 =$
$2 + 4 + 9 =$	$19 - 4 - 6 =$	$1 + 4 + 7 =$
$19 - 4 - 9 =$	$7 + 5 + 9 =$	$18 - 2 - 1 =$
$11 - 3 - 5 =$	$5 + 1 + 8 =$	$9 + 5 + 6 =$
$5 + 5 + 6 =$	$4 - 2 - 1 =$	$16 - 5 - 4 =$
$13 - 3 - 3 =$	$12 - 4 - 4 =$	$6 - 3 - 1 =$
$8 + 1 + 0 =$	$2 + 8 + 1 =$	$8 + 4 + 7 =$
$11 - 2 - 3 =$	$14 - 5 - 5 =$	$15 - 0 - 8 =$
$6 + 1 + 4 =$	$7 + 8 + 9 =$	$17 - 6 - 6 =$
$7 - 2 - 1 =$	$8 + 7 + 4 =$	

● 終了時刻 □ 分 □ 秒

所要時間 □ 分 □ 秒

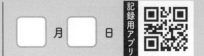
◆ できるだけ速く、次の計算をしましょう。

▶ 開始時刻 □分 □秒

9 + 4 + 1 =

8 + 5 + 5 =

8 + 4 + 4 =

9 + 5 + 5 =

17 − 3 − 6 =

6 + 7 + 6 =

9 − 2 − 4 =

18 − 4 − 8 =

8 + 4 + 1 =

4 + 3 + 5 =

19 − 4 − 7 =

17 − 2 − 5 =

15 − 0 − 1 =

4 + 2 + 0 =

19 − 1 − 2 =

3 + 9 + 4 =

9 + 4 + 8 =

2 + 8 + 8 =

19 − 1 − 6 =

18 − 8 − 5 =

1 + 2 + 7 =

13 − 6 − 6 =

18 − 7 − 4 =

1 + 2 + 1 =

9 + 3 + 8 =

16 − 4 − 8 =

2 + 7 + 3 =

4 + 4 + 9 =

17 − 2 − 3 =

14 − 5 − 9 =

9 + 6 + 7 =

19 − 6 − 5 =

6 + 2 + 8 =

14 − 3 − 5 =

16 − 7 − 6 =

14 − 6 − 3 =

1 + 8 + 9 =

7 − 3 − 4 =

9 − 1 − 8 =

17 − 4 − 2 =

6 + 2 + 9 =

13 − 1 − 5 =

8 − 3 − 2 =

2 + 5 + 7 =

8 + 9 + 1 =

8 + 3 + 3 =

18 − 9 − 3 =

6 + 5 + 5 =

2 + 3 + 2 =

16 − 9 − 4 =

$3 + 5 + 6 =$ ☐

$7 + 4 + 5 =$ ☐

$16 - 1 - 7 =$ ☐

$19 - 6 - 6 =$ ☐

$8 - 3 - 5 =$ ☐

$15 - 4 - 6 =$ ☐

$8 + 8 + 2 =$ ☐

$4 + 7 + 9 =$ ☐

$19 - 8 - 4 =$ ☐

$16 - 9 - 6 =$ ☐

$5 + 6 + 7 =$ ☐

$18 - 7 - 8 =$ ☐

$2 + 2 + 2 =$ ☐

$6 - 3 - 2 =$ ☐

$11 - 4 - 4 =$ ☐

$14 - 6 - 7 =$ ☐

$8 + 8 + 7 =$ ☐

$14 - 4 - 2 =$ ☐

$2 + 3 + 5 =$ ☐

$6 + 9 + 9 =$ ☐

$3 + 6 + 6 =$ ☐

$18 - 1 - 5 =$ ☐

$17 - 8 - 7 =$ ☐

$11 - 6 - 1 =$ ☐

$19 - 6 - 1 =$ ☐

$1 + 5 + 5 =$ ☐

$3 + 8 + 9 =$ ☐

$7 + 6 + 3 =$ ☐

$11 - 8 - 1 =$ ☐

$5 + 1 + 2 =$ ☐

$7 + 6 + 6 =$ ☐

$16 - 4 - 4 =$ ☐

$17 - 3 - 8 =$ ☐

$1 + 4 + 4 =$ ☐

$15 - 6 - 6 =$ ☐

$1 + 6 + 8 =$ ☐

$3 + 4 + 7 =$ ☐

$15 - 4 - 2 =$ ☐

$13 - 5 - 8 =$ ☐

$1 + 4 + 0 =$ ☐

$9 + 3 + 5 =$ ☐

$15 - 1 - 5 =$ ☐

$17 - 0 - 7 =$ ☐

$9 + 6 + 1 =$ ☐

$10 - 5 - 5 =$ ☐

$5 + 9 + 9 =$ ☐

$3 + 7 + 3 =$ ☐

$9 + 4 + 2 =$ ☐

$9 + 1 + 4 =$ ☐

$13 - 2 - 3 =$ ☐

● 終了時刻 ☐ 分 ☐ 秒

所要時間 ☐ 分 ☐ 秒

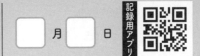

月 日

◆ できるだけ速く、次の計算をしましょう。

▶ 開始時刻 [ ]分[ ]秒

$9 + 6 + 1 =$

$8 - 2 - 1 =$

$8 + 8 + 6 =$

$15 - 3 - 2 =$

$10 - 3 - 6 =$

$10 - 1 - 3 =$

$14 - 5 - 3 =$

$2 + 3 + 6 =$

$16 - 7 - 8 =$

$4 + 6 + 7 =$

$2 + 8 + 6 =$

$15 - 9 - 5 =$

$3 + 5 + 6 =$

$5 + 7 + 6 =$

$13 - 6 - 2 =$

$1 + 6 + 3 =$

$17 - 7 - 6 =$

$5 + 6 + 6 =$

$15 - 6 - 4 =$

$6 + 1 + 4 =$

$7 + 6 + 6 =$

$3 + 3 + 5 =$

$11 - 1 - 9 =$

$5 + 5 + 7 =$

$1 + 7 + 6 =$

$6 + 6 + 5 =$

$13 - 8 - 2 =$

$12 - 4 - 8 =$

$17 - 9 - 7 =$

$15 - 6 - 3 =$

$4 + 3 + 4 =$

$3 + 5 + 2 =$

$2 + 3 + 8 =$

$11 - 2 - 5 =$

$10 - 2 - 2 =$

$9 + 3 + 4 =$

$11 - 1 - 7 =$

$13 - 6 - 5 =$

$8 + 3 + 7 =$

$7 - 5 - 2 =$

$5 - 1 - 0 =$

$3 + 2 + 5 =$

$18 - 4 - 2 =$

$14 - 4 - 6 =$

$6 + 6 + 3 =$

$14 - 7 - 4 =$

$6 + 6 + 0 =$

$18 - 2 - 8 =$

$2 + 9 + 9 =$

$1 + 6 + 9 =$

13 − 7 − 4 = ☐   9 − 0 − 3 = ☐   5 + 5 + 5 = ☐

9 + 9 + 4 = ☐   1 + 6 + 2 = ☐   13 − 1 − 4 = ☐

1 + 4 + 2 = ☐   4 + 5 + 8 = ☐   8 + 5 + 1 = ☐

6 + 4 + 1 = ☐   6 − 1 − 4 = ☐   10 − 4 − 2 = ☐

10 − 3 − 3 = ☐   9 + 7 + 5 = ☐   10 − 2 − 7 = ☐

18 − 8 − 9 = ☐   1 + 7 + 0 = ☐   9 + 1 + 4 = ☐

4 + 2 + 5 = ☐   12 − 5 − 1 = ☐   7 + 4 + 3 = ☐

13 − 5 − 5 = ☐   7 + 6 + 3 = ☐   18 − 4 − 1 = ☐

14 − 3 − 6 = ☐   6 + 2 + 8 = ☐   3 + 9 + 3 = ☐

11 − 2 − 1 = ☐   11 − 1 − 6 = ☐   4 + 3 + 5 = ☐

2 + 5 + 5 = ☐   14 − 4 − 8 = ☐   9 + 5 + 9 = ☐

17 − 8 − 7 = ☐   7 + 6 + 7 = ☐   12 − 4 − 6 = ☐

17 − 3 − 2 = ☐   16 − 5 − 2 = ☐   9 − 2 − 1 = ☐

10 − 6 − 1 = ☐   19 − 1 − 2 = ☐   6 + 9 + 5 = ☐

5 + 2 + 2 = ☐   7 − 2 − 2 = ☐   10 − 7 − 2 = ☐

2 + 7 + 6 = ☐   5 + 6 + 2 = ☐   9 + 5 + 6 = ☐

3 + 5 + 7 = ☐   19 − 9 − 8 = ☐

● 終了時刻 ☐ 分 ☐ 秒

所要時間 ☐ 分 ☐ 秒

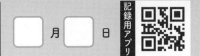

記録用アプリ

月　　日

◆ できるだけ速く、次の計算をしましょう。

▶ 開始時刻　□分　□秒

4 + 2 + 8 =

9 + 2 + 4 =

18 − 9 − 9 =

7 + 3 + 1 =

17 − 2 − 5 =

10 − 1 − 1 =

17 − 1 − 1 =

2 + 3 + 9 =

6 + 7 + 9 =

18 − 9 − 5 =

9 + 9 + 7 =

18 − 5 − 6 =

18 − 3 − 3 =

2 + 2 + 2 =

5 + 4 + 7 =

8 + 3 + 5 =

7 + 5 + 6 =

14 − 2 − 4 =

14 − 2 − 2 =

8 − 7 − 1 =

11 − 9 − 2 =

9 + 3 + 7 =

11 − 1 − 8 =

6 + 2 + 3 =

8 + 3 + 2 =

7 + 4 + 7 =

8 + 7 + 8 =

14 − 1 − 4 =

5 + 8 + 3 =

13 − 3 − 5 =

16 − 1 − 0 =

2 + 5 + 8 =

10 − 1 − 9 =

13 − 6 − 5 =

15 − 4 − 6 =

11 − 2 − 1 =

3 + 0 + 9 =

11 − 5 − 1 =

6 + 4 + 6 =

6 + 7 + 4 =

17 − 1 − 8 =

7 + 5 + 8 =

7 + 2 + 2 =

9 + 2 + 7 =

5 + 1 + 2 =

7 − 3 − 3 =

12 − 4 − 5 =

3 − 1 − 1 =

15 − 2 − 4 =

8 + 8 + 5 =

$7 + 1 + 2 =$ ☐ $6 + 6 + 7 =$ ☐ $8 + 5 + 1 =$ ☐

$15 - 2 - 5 =$ ☐ $9 - 3 - 3 =$ ☐ $11 - 2 - 4 =$ ☐

$8 + 1 + 4 =$ ☐ $7 + 6 + 1 =$ ☐ $3 + 7 + 2 =$ ☐

$4 + 8 + 6 =$ ☐ $12 - 3 - 6 =$ ☐ $17 - 4 - 7 =$ ☐

$11 - 3 - 5 =$ ☐ $15 - 6 - 4 =$ ☐ $14 - 8 - 0 =$ ☐

$7 + 3 + 9 =$ ☐ $16 - 3 - 5 =$ ☐ $6 + 5 + 6 =$ ☐

$9 - 3 - 1 =$ ☐ $18 - 8 - 4 =$ ☐ $19 - 5 - 9 =$ ☐

$6 + 5 + 1 =$ ☐ $1 + 7 + 5 =$ ☐ $4 + 4 + 5 =$ ☐

$14 - 4 - 2 =$ ☐ $4 + 8 + 3 =$ ☐ $1 + 3 + 8 =$ ☐

$8 + 9 + 1 =$ ☐ $14 - 9 - 3 =$ ☐ $2 + 8 + 5 =$ ☐

$17 - 3 - 2 =$ ☐ $9 + 2 + 3 =$ ☐ $17 - 7 - 2 =$ ☐

$1 + 5 + 1 =$ ☐ $10 - 5 - 5 =$ ☐ $2 + 0 + 7 =$ ☐

$1 + 1 + 3 =$ ☐ $15 - 9 - 6 =$ ☐ $9 + 5 + 9 =$ ☐

$19 - 2 - 5 =$ ☐ $14 - 1 - 9 =$ ☐ $17 - 9 - 7 =$ ☐

$11 - 5 - 3 =$ ☐ $1 + 6 + 9 =$ ☐ $9 + 1 + 3 =$ ☐

$4 + 4 + 4 =$ ☐ $7 + 4 + 4 =$ ☐ $14 - 5 - 8 =$ ☐

$8 - 2 - 1 =$ ☐ $17 - 2 - 1 =$ ☐

● 終了時刻 ☐ 分 ☐ 秒

所要時間 ☐ 分 ☐ 秒

前頭葉機能検査

□ 月 □ 日

I　カウンティングテスト

1から120までを声に出してできるだけ速く数えます。
数え終わるまでにかかった時間を計りましょう。

□□□ 秒

II　単語記憶テスト

まず、次のことばを、**2分間**で、できるだけたくさん覚えます。

ないふ	うがい	たばこ	さいご	いたみ	ぷりん
ひみつ	ちじん	えがら	おんな	やおや	ほたる
へいさ	みんな	さいん	にもつ	ねつい	おとり
もみじ	すいか	あやめ	ねっと	あいて	ぎせい
いとこ	こじん	きかい	れふと	すずめ	くうき

覚えたことばを、裏のページの解答用紙にできるだけたくさん書きます。
2分間で、覚えたことばを、いくつ思い出すことができますか？

Ⅱ 覚えたことばを、**2分間**で □□□ に書きましょう。

［単語記憶テスト解答欄］

正答数

語

Ⅲ 別冊8ページの「**ストループテスト**」も忘れずに行いましょう。

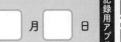
◆ できるだけ速く、次の計算をしましょう。

▶ 開始時刻 □ 分 □ 秒

14 − 5 − 2 =

2 + 9 + 6 =

16 − 6 − 8 =

16 − 3 − 8 =

1 + 2 + 6 =

19 − 1 − 1 =

1 + 4 + 6 =

6 − 1 − 5 =

7 + 1 + 5 =

11 − 2 − 8 =

10 − 1 − 3 =

6 + 1 + 3 =

1 + 4 + 3 =

18 − 8 − 2 =

2 + 2 + 9 =

15 − 8 − 2 =

12 − 5 − 3 =

14 − 1 − 9 =

10 − 1 − 9 =

8 + 4 + 9 =

1 + 7 + 5 =

16 − 6 − 1 =

7 + 2 + 3 =

7 + 9 + 8 =

5 + 8 + 7 =

16 − 0 − 3 =

14 − 3 − 6 =

6 + 1 + 2 =

18 − 2 − 7 =

6 + 4 + 5 =

5 − 1 − 2 =

4 + 1 + 2 =

16 − 3 − 4 =

7 + 6 + 2 =

2 + 2 + 1 =

17 − 1 − 2 =

17 − 7 − 8 =

14 − 2 − 2 =

17 − 6 − 2 =

2 + 7 + 5 =

2 − 1 − 1 =

6 + 4 + 1 =

1 + 7 + 2 =

7 + 3 + 6 =

9 + 9 + 8 =

12 − 3 − 8 =

4 + 8 + 5 =

5 + 7 + 9 =

19 − 8 − 2 =

5 + 4 + 0 =

$9 + 7 + 2 =$ ⬚ $7 + 3 + 3 =$ ⬚ $13 - 8 - 3 =$ ⬚

$8 - 6 - 1 =$ ⬚ $10 - 1 - 1 =$ ⬚ $6 + 8 + 5 =$ ⬚

$5 + 7 + 6 =$ ⬚ $2 + 1 + 6 =$ ⬚ $17 - 1 - 1 =$ ⬚

$7 + 2 + 4 =$ ⬚ $13 - 8 - 5 =$ ⬚ $1 + 9 + 1 =$ ⬚

$6 + 8 + 6 =$ ⬚ $7 + 2 + 9 =$ ⬚ $3 + 4 + 2 =$ ⬚

$18 - 3 - 1 =$ ⬚ $4 - 2 - 2 =$ ⬚ $3 + 4 + 5 =$ ⬚

$1 + 8 + 5 =$ ⬚ $13 - 5 - 6 =$ ⬚ $9 + 3 + 2 =$ ⬚

$12 - 0 - 8 =$ ⬚ $16 - 1 - 6 =$ ⬚ $14 - 4 - 6 =$ ⬚

$8 - 4 - 2 =$ ⬚ $19 - 5 - 4 =$ ⬚ $9 + 8 + 5 =$ ⬚

$6 + 2 + 7 =$ ⬚ $8 + 6 + 9 =$ ⬚ $18 - 5 - 2 =$ ⬚

$3 + 6 + 5 =$ ⬚ $9 + 9 + 7 =$ ⬚ $4 + 1 + 1 =$ ⬚

$13 - 4 - 8 =$ ⬚ $15 - 1 - 6 =$ ⬚ $16 - 5 - 6 =$ ⬚

$9 - 7 - 1 =$ ⬚ $4 + 2 + 7 =$ ⬚ $18 - 6 - 3 =$ ⬚

$4 + 5 + 2 =$ ⬚ $7 + 1 + 3 =$ ⬚ $4 + 7 + 4 =$ ⬚

$11 - 3 - 3 =$ ⬚ $18 - 2 - 6 =$ ⬚ $7 - 4 - 1 =$ ⬚

$12 - 1 - 4 =$ ⬚ $2 + 4 + 9 =$ ⬚ $18 - 5 - 1 =$ ⬚

$16 - 6 - 5 =$ ⬚ $3 + 3 + 0 =$ ⬚

● 終了時刻 ⬚ 分 ⬚ 秒

所要時間 ⬚ 分 ⬚ 秒

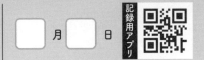
◆ できるだけ速く、次の計算をしましょう。

▶ 開始時刻 □分 □秒

$5 + 4 + 4 =$ ⬜　　$17 - 8 - 6 =$ ⬜

$16 - 3 - 6 =$ ⬜　　$16 - 6 - 6 =$ ⬜　　$15 - 9 - 6 =$ ⬜

$8 + 4 + 9 =$ ⬜　　$12 - 3 - 3 =$ ⬜　　$3 + 1 + 5 =$ ⬜

$18 - 8 - 1 =$ ⬜　　$9 + 8 + 9 =$ ⬜　　$6 + 0 + 3 =$ ⬜

$8 + 3 + 4 =$ ⬜　　$3 + 6 + 1 =$ ⬜　　$2 + 8 + 7 =$ ⬜

$10 - 3 - 5 =$ ⬜　　$11 - 4 - 1 =$ ⬜　　$17 - 6 - 6 =$ ⬜

$19 - 9 - 1 =$ ⬜　　$4 + 4 + 1 =$ ⬜　　$19 - 2 - 2 =$ ⬜

$8 + 6 + 9 =$ ⬜　　$14 - 5 - 5 =$ ⬜　　$6 + 9 + 7 =$ ⬜

$3 - 2 - 1 =$ ⬜　　$3 + 8 + 5 =$ ⬜　　$17 - 9 - 8 =$ ⬜

$4 + 7 + 9 =$ ⬜　　$14 - 6 - 1 =$ ⬜　　$15 - 5 - 4 =$ ⬜

$5 + 4 + 1 =$ ⬜　　$7 + 4 + 2 =$ ⬜　　$8 + 8 + 3 =$ ⬜

$8 - 5 - 3 =$ ⬜　　$10 - 6 - 2 =$ ⬜　　$8 + 2 + 5 =$ ⬜

$18 - 1 - 4 =$ ⬜　　$11 - 7 - 4 =$ ⬜　　$9 + 5 + 7 =$ ⬜

$7 + 1 + 3 =$ ⬜　　$18 - 9 - 3 =$ ⬜　　$8 + 6 + 2 =$ ⬜

$15 - 6 - 5 =$ ⬜　　$5 + 6 + 3 =$ ⬜　　$15 - 0 - 6 =$ ⬜

$3 + 5 + 9 =$ ⬜　　$9 + 5 + 3 =$ ⬜　　$6 + 9 + 4 =$ ⬜

$5 + 6 + 8 =$ ⬜　　$9 - 6 - 3 =$ ⬜　　$7 - 1 - 5 =$ ⬜

$8 - 1 - 4 =$ ⬜ $11 - 2 - 5 =$ ⬜ $1 + 8 + 4 =$ ⬜

$9 - 2 - 7 =$ ⬜ $1 + 5 + 6 =$ ⬜ $7 + 3 + 4 =$ ⬜

$4 + 7 + 5 =$ ⬜ $11 - 8 - 1 =$ ⬜ $9 + 7 + 9 =$ ⬜

$1 + 9 + 9 =$ ⬜ $1 + 4 + 6 =$ ⬜ $10 - 3 - 6 =$ ⬜

$12 - 2 - 6 =$ ⬜ $2 + 6 + 6 =$ ⬜ $3 + 1 + 8 =$ ⬜

$4 + 4 + 3 =$ ⬜ $15 - 5 - 1 =$ ⬜ $7 + 2 + 9 =$ ⬜

$11 - 9 - 2 =$ ⬜ $12 - 2 - 8 =$ ⬜ $13 - 2 - 6 =$ ⬜

$19 - 6 - 8 =$ ⬜ $1 + 2 + 9 =$ ⬜ $1 + 6 + 9 =$ ⬜

$17 - 6 - 2 =$ ⬜ $6 - 0 - 1 =$ ⬜ $8 + 7 + 7 =$ ⬜

$1 + 0 + 1 =$ ⬜ $6 + 2 + 5 =$ ⬜ $17 - 3 - 7 =$ ⬜

$18 - 3 - 4 =$ ⬜ $4 + 6 + 6 =$ ⬜ $16 - 8 - 6 =$ ⬜

$1 + 2 + 2 =$ ⬜ $7 + 3 + 8 =$ ⬜ $4 + 9 + 1 =$ ⬜

$6 - 1 - 1 =$ ⬜ $15 - 8 - 3 =$ ⬜ $7 + 7 + 8 =$ ⬜

$9 - 3 - 5 =$ ⬜ $15 - 8 - 5 =$ ⬜ $18 - 3 - 8 =$ ⬜

$3 + 8 + 3 =$ ⬜ $11 - 5 - 5 =$ ⬜ $6 + 6 + 1 =$ ⬜

$7 + 5 + 8 =$ ⬜ $5 + 1 + 8 =$ ⬜ $16 - 2 - 1 =$ ⬜

$19 - 4 - 3 =$ ⬜ $17 - 9 - 5 =$ ⬜

● 終了時刻 ⬜ 分 ⬜ 秒

所要時間 ⬜ 分 ⬜ 秒

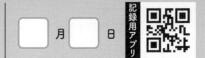

月　日　記録用アプリ

◆ できるだけ速く、次の計算をしましょう。

▶ 開始時刻 ☐分 ☐秒

1 + 3 + 3 =

11 − 7 − 2 =

9 + 7 + 4 =

18 − 6 − 0 =

16 − 8 − 1 =

2 + 3 + 3 =

1 + 4 + 5 =

16 − 6 − 3 =

7 + 2 + 9 =

19 − 5 − 8 =

7 + 4 + 6 =

17 − 7 − 5 =

9 + 1 + 3 =

15 − 4 − 7 =

6 + 1 + 8 =

14 − 7 − 3 =

6 + 1 + 2 =

6 + 2 + 8 =

11 − 1 − 8 =

10 − 2 − 5 =

4 + 8 + 5 =

5 − 1 − 4 =

5 + 8 + 8 =

13 − 8 − 5 =

4 + 6 + 2 =

5 + 5 + 9 =

18 − 9 − 5 =

15 − 7 − 4 =

1 + 8 + 8 =

16 − 2 − 2 =

6 + 9 + 4 =

16 − 9 − 7 =

16 − 2 − 8 =

16 − 1 − 8 =

19 − 8 − 2 =

5 + 3 + 5 =

7 + 1 + 7 =

4 + 1 + 8 =

12 − 2 − 6 =

12 − 8 − 2 =

9 + 4 + 8 =

9 + 0 + 2 =

10 − 5 − 4 =

6 + 7 + 4 =

16 − 5 − 9 =

16 − 8 − 7 =

4 + 5 + 5 =

1 + 3 + 8 =

3 + 1 + 6 =

2 − 1 − 1 =

$10 - 3 - 2 =$ ☐ $9 + 6 + 1 =$ ☐ $2 + 5 + 1 =$ ☐

$6 + 3 + 4 =$ ☐ $9 - 5 - 4 =$ ☐ $4 + 2 + 8 =$ ☐

$2 + 1 + 5 =$ ☐ $3 + 5 + 1 =$ ☐ $18 - 9 - 8 =$ ☐

$14 - 4 - 6 =$ ☐ $18 - 1 - 3 =$ ☐ $1 + 4 + 4 =$ ☐

$1 + 9 + 4 =$ ☐ $8 + 7 + 5 =$ ☐ $15 - 7 - 3 =$ ☐

$1 + 6 + 4 =$ ☐ $16 - 3 - 1 =$ ☐ $1 + 4 + 1 =$ ☐

$10 - 5 - 2 =$ ☐ $10 - 2 - 2 =$ ☐ $9 + 5 + 4 =$ ☐

$6 + 6 + 0 =$ ☐ $4 + 8 + 3 =$ ☐ $11 - 2 - 2 =$ ☐

$15 - 9 - 2 =$ ☐ $14 - 7 - 7 =$ ☐ $10 - 1 - 9 =$ ☐

$3 + 4 + 6 =$ ☐ $9 + 5 + 8 =$ ☐ $7 + 7 + 8 =$ ☐

$12 - 3 - 4 =$ ☐ $4 - 3 - 1 =$ ☐ $11 - 1 - 4 =$ ☐

$14 - 1 - 3 =$ ☐ $18 - 2 - 0 =$ ☐ $8 + 2 + 1 =$ ☐

$18 - 9 - 1 =$ ☐ $6 + 5 + 4 =$ ☐ $1 + 2 + 2 =$ ☐

$4 + 1 + 2 =$ ☐ $12 - 5 - 2 =$ ☐ $10 - 2 - 7 =$ ☐

$9 + 3 + 4 =$ ☐ $10 - 4 - 1 =$ ☐ $16 - 9 - 5 =$ ☐

$2 + 1 + 7 =$ ☐ $1 + 5 + 1 =$ ☐ $7 + 8 + 9 =$ ☐

$18 - 9 - 7 =$ ☐ $16 - 7 - 6 =$ ☐

● 終了時刻 ☐ 分 ☐ 秒

所要時間 ☐ 分 ☐ 秒

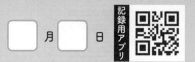

月　　日

◆ できるだけ速く、次の計算をしましょう。

▶ 開始時刻 □分 □秒

$2 + 9 + 2 =$

$3 + 6 + 6 =$

$15 - 3 - 4 =$

$4 + 4 + 2 =$

$9 - 1 - 6 =$

$1 + 9 + 1 =$

$13 - 3 - 7 =$

$7 + 1 + 8 =$

$4 + 4 + 6 =$

$4 + 1 + 6 =$

$16 - 4 - 2 =$

$13 - 7 - 4 =$

$15 - 4 - 1 =$

$9 + 1 + 9 =$

$12 - 7 - 5 =$

$13 - 7 - 3 =$

$4 + 2 + 9 =$

$9 - 2 - 2 =$

$7 + 4 + 9 =$

$19 - 5 - 6 =$

$6 + 5 + 7 =$

$9 + 2 + 4 =$

$14 - 2 - 3 =$

$2 + 3 + 3 =$

$7 + 7 + 1 =$

$18 - 4 - 1 =$

$15 - 1 - 8 =$

$19 - 1 - 5 =$

$3 + 5 + 2 =$

$17 - 1 - 1 =$

$3 + 8 + 8 =$

$2 + 6 + 1 =$

$4 + 6 + 0 =$

$1 + 4 + 3 =$

$13 - 4 - 1 =$

$16 - 3 - 3 =$

$2 + 5 + 9 =$

$9 - 4 - 1 =$

$15 - 6 - 8 =$

$7 + 3 + 4 =$

$19 - 5 - 7 =$

$17 - 1 - 6 =$

$4 + 2 + 6 =$

$1 + 4 + 5 =$

$19 - 6 - 9 =$

$14 - 8 - 3 =$

$9 + 4 + 4 =$

$8 + 4 + 3 =$

$10 - 1 - 2 =$

$5 - 1 - 0 =$

$5 + 8 + 7 = \boxed{}$　　$8 + 5 + 8 = \boxed{}$　　$9 + 8 + 7 = \boxed{}$

$16 - 4 - 5 = \boxed{}$　　$15 - 1 - 2 = \boxed{}$　　$11 - 4 - 7 = \boxed{}$

$11 - 3 - 5 = \boxed{}$　　$5 + 1 + 8 = \boxed{}$　　$7 + 4 + 7 = \boxed{}$

$7 + 8 + 2 = \boxed{}$　　$6 + 7 + 8 = \boxed{}$　　$12 - 7 - 4 = \boxed{}$

$7 - 2 - 2 = \boxed{}$　　$14 - 3 - 6 = \boxed{}$　　$11 - 7 - 2 = \boxed{}$

$19 - 2 - 2 = \boxed{}$　　$4 + 6 + 4 = \boxed{}$　　$16 - 1 - 8 = \boxed{}$

$8 + 2 + 5 = \boxed{}$　　$5 + 2 + 0 = \boxed{}$　　$4 + 6 + 1 = \boxed{}$

$18 - 6 - 7 = \boxed{}$　　$5 - 1 - 3 = \boxed{}$　　$3 + 4 + 1 = \boxed{}$

$13 - 3 - 5 = \boxed{}$　　$7 + 6 + 4 = \boxed{}$　　$12 - 4 - 7 = \boxed{}$

$14 - 3 - 3 = \boxed{}$　　$12 - 5 - 4 = \boxed{}$　　$8 + 5 + 7 = \boxed{}$

$6 + 7 + 3 = \boxed{}$　　$9 - 2 - 7 = \boxed{}$　　$5 + 2 + 5 = \boxed{}$

$16 - 7 - 1 = \boxed{}$　　$9 + 1 + 2 = \boxed{}$　　$13 - 2 - 2 = \boxed{}$

$15 - 4 - 7 = \boxed{}$　　$6 + 6 + 2 = \boxed{}$　　$13 - 1 - 4 = \boxed{}$

$1 + 6 + 5 = \boxed{}$　　$18 - 5 - 5 = \boxed{}$　　$17 - 9 - 7 = \boxed{}$

$3 + 1 + 2 = \boxed{}$　　$15 - 6 - 9 = \boxed{}$　　$7 + 1 + 3 = \boxed{}$

$1 + 4 + 7 = \boxed{}$　　$6 + 8 + 4 = \boxed{}$　　$8 + 2 + 7 = \boxed{}$

$15 - 3 - 0 = \boxed{}$　　$1 + 7 + 1 = \boxed{}$

● 終了時刻 　[　]分 [　]秒

所要時間 　[　]分 [　]秒

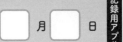

記録用アプリ

◆ できるだけ速く、次の計算をしましょう。

▶ 開始時刻 [ ] 分 [ ] 秒

$13 - 5 - 6 =$ [ ]　　$18 - 9 - 5 =$ [ ]

$11 - 7 - 3 =$ [ ]　　$1 + 1 + 5 =$ [ ]　　$12 - 2 - 2 =$ [ ]

$11 - 2 - 3 =$ [ ]　　$6 + 9 + 4 =$ [ ]　　$3 + 2 + 6 =$ [ ]

$2 + 8 + 8 =$ [ ]　　$15 - 7 - 3 =$ [ ]　　$10 - 1 - 3 =$ [ ]

$13 - 5 - 2 =$ [ ]　　$3 + 2 + 8 =$ [ ]　　$15 - 3 - 4 =$ [ ]

$6 + 5 + 4 =$ [ ]　　$1 + 5 + 3 =$ [ ]　　$11 - 4 - 6 =$ [ ]

$11 - 8 - 1 =$ [ ]　　$4 + 9 + 5 =$ [ ]　　$7 + 1 + 5 =$ [ ]

$17 - 7 - 2 =$ [ ]　　$14 - 1 - 3 =$ [ ]　　$4 + 3 + 0 =$ [ ]

$15 - 1 - 6 =$ [ ]　　$19 - 2 - 3 =$ [ ]　　$12 - 2 - 8 =$ [ ]

$14 - 2 - 8 =$ [ ]　　$8 + 3 + 7 =$ [ ]　　$8 + 8 + 7 =$ [ ]

$7 + 1 + 1 =$ [ ]　　$3 - 1 - 2 =$ [ ]　　$5 + 5 + 1 =$ [ ]

$6 + 3 + 4 =$ [ ]　　$3 + 8 + 8 =$ [ ]　　$7 + 1 + 8 =$ [ ]

$2 + 8 + 2 =$ [ ]　　$11 - 2 - 6 =$ [ ]　　$14 - 5 - 3 =$ [ ]

$5 + 1 + 1 =$ [ ]　　$7 + 7 + 9 =$ [ ]　　$16 - 8 - 0 =$ [ ]

$19 - 4 - 1 =$ [ ]　　$4 + 1 + 1 =$ [ ]　　$15 - 3 - 9 =$ [ ]

$3 + 1 + 1 =$ [ ]　　$12 - 1 - 2 =$ [ ]　　$7 + 5 + 7 =$ [ ]

$2 + 3 + 5 =$ [ ]　　$17 - 6 - 3 =$ [ ]　　$9 + 7 + 7 =$ [ ]

17 − 6 − 1 = ☐　　1 + 8 + 1 = ☐　　7 + 7 + 8 = ☐

13 − 5 − 8 = ☐　　5 + 5 + 8 = ☐　　17 − 3 − 6 = ☐

9 + 6 + 2 = ☐　　7 + 6 + 3 = ☐　　3 + 5 + 7 = ☐

16 − 7 − 9 = ☐　　17 − 2 − 8 = ☐　　9 + 4 + 1 = ☐

4 + 8 + 2 = ☐　　12 − 1 − 5 = ☐　　1 + 3 + 6 = ☐

7 + 4 + 3 = ☐　　9 + 2 + 6 = ☐　　13 − 6 − 3 = ☐

18 − 4 − 8 = ☐　　12 − 6 − 4 = ☐　　9 + 4 + 2 = ☐

14 − 4 − 5 = ☐　　17 − 0 − 7 = ☐　　15 − 9 − 3 = ☐

6 + 9 + 9 = ☐　　16 − 9 − 5 = ☐　　6 + 8 + 7 = ☐

6 − 1 − 2 = ☐　　2 + 7 + 8 = ☐　　15 − 2 − 1 = ☐

6 + 5 + 1 = ☐　　18 − 3 − 8 = ☐　　16 − 9 − 4 = ☐

7 + 5 + 6 = ☐　　18 − 6 − 9 = ☐　　4 − 1 − 1 = ☐

9 + 7 + 4 = ☐　　4 + 4 + 7 = ☐　　1 + 0 + 5 = ☐

18 − 7 − 5 = ☐　　12 − 1 − 7 = ☐　　8 + 3 + 4 = ☐

4 + 2 + 5 = ☐　　13 − 1 − 8 = ☐　　18 − 1 − 9 = ☐

14 − 6 − 7 = ☐　　1 + 7 + 1 = ☐　　3 + 7 + 2 = ☐

9 + 1 + 9 = ☐　　18 − 4 − 9 = ☐

終了時刻 ☐ 分 ☐ 秒

所要時間 ☐ 分 ☐ 秒

第6週　前頭葉機能検査　□月□日

Ⅰ　カウンティングテスト

1から120までを声に出してできるだけ速く数えます。
数え終わるまでにかかった時間を計りましょう。

□ 秒

Ⅱ　単語記憶テスト

まず、次のことばを、**2分間**で、できるだけたくさん覚えます。

ねがい	はなび	ぽんぷ	とうぶ	くらげ	りんぐ
いびき	えのぐ	えのき	らせん	ろうか	きいと
たいら	きあつ	せいり	すもう	しかく	ひよこ
あかじ	こかげ	まなつ	こくご	せいふ	けじめ
しぼう	はじめ	なまえ	ふもと	しじみ	めかた

覚えたことばを、裏のページの解答用紙にできるだけたくさん書きます。
2分間で、覚えたことばを、いくつ思い出すことができますか？

第6週

Ⅱ 覚えたことばを、**2分間**で ［　　　］ に書きましょう。

[単語記憶テスト解答欄]

正答数

　　　　語

Ⅲ 別冊9ページの「**ストループテスト**」も忘れずに行いましょう。

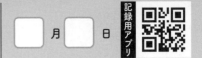

☐ 月 ☐ 日

◆ できるだけ速く、次の計算をしましょう。

▶ 開始時刻 ☐ 分 ☐ 秒

$16 - 7 - 4 =$ ☐　　$1 + 0 + 5 =$ ☐

$8 + 2 + 9 =$ ☐　　$6 + 5 + 1 =$ ☐　　$19 - 6 - 2 =$ ☐

$14 - 7 - 3 =$ ☐　　$19 - 1 - 3 =$ ☐　　$4 - 1 - 3 =$ ☐

$7 + 2 + 7 =$ ☐　　$6 + 3 + 8 =$ ☐　　$2 + 5 + 8 =$ ☐

$6 + 6 + 5 =$ ☐　　$3 + 8 + 1 =$ ☐　　$13 - 5 - 1 =$ ☐

$15 - 2 - 5 =$ ☐　　$7 - 2 - 3 =$ ☐　　$6 - 3 - 0 =$ ☐

$4 + 5 + 7 =$ ☐　　$6 + 1 + 1 =$ ☐　　$14 - 6 - 5 =$ ☐

$14 - 2 - 6 =$ ☐　　$11 - 3 - 5 =$ ☐　　$8 + 9 + 8 =$ ☐

$9 + 5 + 1 =$ ☐　　$9 - 4 - 4 =$ ☐　　$8 + 8 + 3 =$ ☐

$8 + 9 + 6 =$ ☐　　$5 + 2 + 1 =$ ☐　　$13 - 2 - 2 =$ ☐

$3 + 7 + 4 =$ ☐　　$1 + 1 + 1 =$ ☐　　$4 + 1 + 2 =$ ☐

$12 - 4 - 1 =$ ☐　　$15 - 3 - 2 =$ ☐　　$16 - 3 - 4 =$ ☐

$13 - 5 - 3 =$ ☐　　$14 - 9 - 2 =$ ☐　　$8 + 1 + 6 =$ ☐

$4 + 7 + 5 =$ ☐　　$10 - 2 - 3 =$ ☐　　$11 - 1 - 9 =$ ☐

$16 - 5 - 6 =$ ☐　　$1 + 6 + 3 =$ ☐　　$16 - 1 - 5 =$ ☐

$8 + 7 + 2 =$ ☐　　$19 - 1 - 2 =$ ☐　　$14 - 2 - 1 =$ ☐

$9 + 4 + 8 =$ ☐　　$7 + 2 + 8 =$ ☐　　$3 + 8 + 4 =$ ☐

$19 - 5 - 3 =$	$8 + 4 + 5 =$	$1 + 8 + 1 =$
$10 - 4 - 5 =$	$16 - 6 - 9 =$	$16 - 8 - 6 =$
$6 + 5 + 7 =$	$3 + 2 + 3 =$	$18 - 7 - 7 =$
$9 + 6 + 2 =$	$9 + 5 + 9 =$	$9 + 4 + 4 =$
$5 + 1 + 0 =$	$6 + 6 + 2 =$	$13 - 6 - 5 =$
$2 + 1 + 3 =$	$3 + 3 + 4 =$	$18 - 3 - 9 =$
$15 - 8 - 0 =$	$16 - 4 - 4 =$	$5 + 1 + 8 =$
$2 + 5 + 9 =$	$4 + 4 + 6 =$	$4 + 4 + 7 =$
$2 + 3 + 1 =$	$15 - 8 - 1 =$	$19 - 4 - 8 =$
$3 + 1 + 9 =$	$10 - 4 - 6 =$	$5 + 8 + 1 =$
$18 - 9 - 9 =$	$15 - 2 - 9 =$	$13 - 7 - 2 =$
$5 + 7 + 4 =$	$6 + 1 + 2 =$	$16 - 5 - 9 =$
$9 - 4 - 5 =$	$16 - 3 - 2 =$	$16 - 7 - 3 =$
$9 - 5 - 1 =$	$7 - 6 - 1 =$	$1 + 1 + 6 =$
$6 + 3 + 3 =$	$1 + 9 + 1 =$	$5 + 5 + 7 =$
$15 - 4 - 7 =$	$7 + 8 + 8 =$	$16 - 4 - 2 =$
$15 - 9 - 5 =$	$10 - 3 - 1 =$	

● 終了時刻 ☐ 分 ☐ 秒

所要時間 ☐ 分 ☐ 秒

月　日　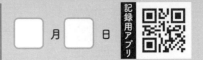

◆ できるだけ速く、次の計算をしましょう。

▶ 開始時刻 □ 分 □ 秒

$8 + 0 + 6 =$ □

$4 + 9 + 9 =$ □

$13 - 7 - 2 =$ □

$2 + 3 + 9 =$ □

$14 - 4 - 4 =$ □

$9 - 1 - 5 =$ □

$13 - 6 - 5 =$ □

$14 - 4 - 5 =$ □

$5 + 4 + 1 =$ □

$6 + 6 + 9 =$ □

$10 - 5 - 1 =$ □

$4 + 6 + 6 =$ □

$19 - 4 - 4 =$ □

$19 - 7 - 9 =$ □

$4 + 4 + 6 =$ □

$2 + 4 + 4 =$ □

$4 + 1 + 8 =$ □

$19 - 2 - 6 =$ □

$15 - 6 - 9 =$ □

$19 - 9 - 2 =$ □

$4 + 5 + 1 =$ □

$8 - 3 - 2 =$ □

$18 - 8 - 1 =$ □

$1 + 5 + 2 =$ □

$3 + 7 + 9 =$ □

$10 - 3 - 2 =$ □

$16 - 2 - 1 =$ □

$6 + 1 + 3 =$ □

$1 + 3 + 6 =$ □

$15 - 5 - 5 =$ □

$8 + 7 + 7 =$ □

$13 - 7 - 5 =$ □

$16 - 4 - 2 =$ □

$16 - 0 - 3 =$ □

$1 + 2 + 9 =$ □

$13 - 3 - 8 =$ □

$8 + 1 + 5 =$ □

$12 - 9 - 2 =$ □

$5 + 8 + 8 =$ □

$9 + 3 + 1 =$ □

$4 + 4 + 3 =$ □

$6 + 1 + 6 =$ □

$7 - 2 - 2 =$ □

$18 - 3 - 3 =$ □

$8 + 6 + 5 =$ □

$8 + 1 + 3 =$ □

$11 - 5 - 2 =$ □

$4 + 6 + 2 =$ □

$9 + 9 + 6 =$ □

$12 - 1 - 2 =$ □

$6 + 3 + 5 =$ ☐ $4 + 7 + 3 =$ ☐ $1 + 8 + 0 =$ ☐

$14 - 3 - 7 =$ ☐ $7 + 6 + 2 =$ ☐ $10 - 7 - 2 =$ ☐

$5 + 7 + 3 =$ ☐ $14 - 8 - 6 =$ ☐ $3 + 3 + 4 =$ ☐

$18 - 2 - 6 =$ ☐ $7 - 0 - 1 =$ ☐ $15 - 3 - 4 =$ ☐

$14 - 6 - 5 =$ ☐ $18 - 6 - 5 =$ ☐ $6 + 2 + 7 =$ ☐

$1 + 5 + 6 =$ ☐ $9 + 2 + 4 =$ ☐ $13 - 1 - 5 =$ ☐

$14 - 2 - 5 =$ ☐ $8 + 5 + 2 =$ ☐ $4 + 3 + 7 =$ ☐

$16 - 1 - 2 =$ ☐ $6 + 9 + 2 =$ ☐ $12 - 1 - 5 =$ ☐

$14 - 2 - 9 =$ ☐ $18 - 9 - 5 =$ ☐ $7 + 8 + 3 =$ ☐

$9 + 2 + 1 =$ ☐ $15 - 4 - 3 =$ ☐ $11 - 2 - 9 =$ ☐

$10 - 3 - 6 =$ ☐ $9 + 9 + 7 =$ ☐ $9 + 6 + 6 =$ ☐

$6 + 6 + 1 =$ ☐ $5 - 3 - 1 =$ ☐ $19 - 8 - 7 =$ ☐

$9 + 7 + 3 =$ ☐ $6 + 9 + 9 =$ ☐ $1 + 3 + 2 =$ ☐

$8 + 7 + 5 =$ ☐ $7 + 7 + 8 =$ ☐ $7 + 1 + 3 =$ ☐

$18 - 1 - 5 =$ ☐ $1 + 3 + 7 =$ ☐ $14 - 7 - 7 =$ ☐

$9 - 5 - 2 =$ ☐ $2 + 9 + 1 =$ ☐ $18 - 8 - 3 =$ ☐

$17 - 8 - 8 =$ ☐ $19 - 3 - 4 =$ ☐

● 終了時刻 ☐ 分 ☐ 秒

所要時間 ☐ 分 ☐ 秒

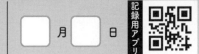

◆ できるだけ速く、次の計算をしましょう。

▶ 開始時刻 □ 分 □ 秒

$16 - 7 - 2 =$ □　　$11 - 1 - 1 =$ □　　$2 + 3 + 0 =$ □

$5 - 1 - 4 =$ □　　$5 + 9 + 7 =$ □　　$7 - 2 - 1 =$ □

$4 + 1 + 7 =$ □　　$6 - 5 - 1 =$ □　　$16 - 1 - 2 =$ □

$13 - 6 - 7 =$ □　　$8 + 8 + 1 =$ □　　$13 - 2 - 4 =$ □

$18 - 8 - 8 =$ □　　$14 - 4 - 6 =$ □　　$19 - 8 - 7 =$ □

$4 + 1 + 9 =$ □　　$4 + 1 + 6 =$ □　　$2 + 7 + 4 =$ □

$16 - 0 - 9 =$ □　　$5 + 6 + 9 =$ □　　$2 + 9 + 1 =$ □

$17 - 4 - 9 =$ □　　$6 + 6 + 8 =$ □　　$16 - 6 - 1 =$ □

$4 + 9 + 1 =$ □　　$8 + 6 + 7 =$ □　　$1 + 1 + 5 =$ □

$16 - 2 - 2 =$ □　　$17 - 9 - 4 =$ □　　$6 + 7 + 9 =$ □

$14 - 6 - 8 =$ □　　$8 + 5 + 2 =$ □　　$12 - 5 - 6 =$ □

$8 + 2 + 3 =$ □　　$7 + 3 + 1 =$ □　　$6 + 3 + 1 =$ □

$6 + 3 + 9 =$ □　　$14 - 3 - 2 =$ □　　$9 + 1 + 6 =$ □

$18 - 1 - 9 =$ □　　$12 - 6 - 1 =$ □　　$5 + 4 + 2 =$ □

$6 + 9 + 8 =$ □　　$18 - 8 - 7 =$ □　　$11 - 1 - 7 =$ □

$4 + 3 + 4 =$ □　　$9 + 8 + 9 =$ □　　$11 - 9 - 2 =$ □

　　　　　　　　　$16 - 9 - 5 =$ □　　$9 + 6 + 5 =$ □

16 − 0 − 5 = ☐   10 − 2 − 4 = ☐   7 − 2 − 4 = ☐

7 + 1 + 5 = ☐   5 + 2 + 9 = ☐   12 − 5 − 7 = ☐

16 − 2 − 6 = ☐   17 − 6 − 7 = ☐   7 + 2 + 1 = ☐

7 + 3 + 2 = ☐   7 + 4 + 1 = ☐   19 − 9 − 1 = ☐

13 − 3 − 8 = ☐   3 + 1 + 6 = ☐   19 − 3 − 2 = ☐

2 + 5 + 5 = ☐   9 − 4 − 3 = ☐   11 − 4 − 6 = ☐

17 − 7 − 5 = ☐   4 + 6 + 6 = ☐   3 + 8 + 9 = ☐

8 + 3 + 9 = ☐   8 − 3 − 2 = ☐   11 − 5 − 2 = ☐

3 + 8 + 3 = ☐   18 − 3 − 4 = ☐   15 − 2 − 1 = ☐

2 + 2 + 2 = ☐   18 − 6 − 2 = ☐   3 + 2 + 6 = ☐

9 + 6 + 6 = ☐   5 + 3 + 5 = ☐   1 + 8 + 3 = ☐

15 − 2 − 2 = ☐   14 − 5 − 4 = ☐   3 + 0 + 2 = ☐

6 + 5 + 4 = ☐   19 − 8 − 9 = ☐   8 + 1 + 5 = ☐

12 − 7 − 3 = ☐   3 + 9 + 3 = ☐   8 − 4 − 2 = ☐

4 + 8 + 2 = ☐   2 + 4 + 6 = ☐   8 + 8 + 6 = ☐

6 − 4 − 2 = ☐   6 + 7 + 7 = ☐   17 − 5 − 2 = ☐

3 + 2 + 8 = ☐   5 − 4 − 1 = ☐

● 終了時刻 ☐ 分 ☐ 秒

所要時間 ☐ 分 ☐ 秒

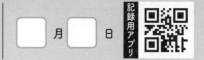
◆ できるだけ速く、次の計算をしましょう。

▶ 開始時刻 ☐ 分 ☐ 秒

$2 + 3 + 5 =$ ☐　　$16 - 6 - 2 =$ ☐

$4 + 4 + 6 =$ ☐　　$16 - 7 - 4 =$ ☐　　$6 + 8 + 5 =$ ☐

$13 - 5 - 3 =$ ☐　　$11 - 7 - 3 =$ ☐　　$17 - 4 - 1 =$ ☐

$8 + 3 + 9 =$ ☐　　$9 + 5 + 5 =$ ☐　　$16 - 0 - 2 =$ ☐

$16 - 4 - 3 =$ ☐　　$17 - 2 - 1 =$ ☐　　$12 - 6 - 5 =$ ☐

$9 - 3 - 2 =$ ☐　　$15 - 6 - 8 =$ ☐　　$14 - 1 - 1 =$ ☐

$2 + 4 + 8 =$ ☐　　$17 - 9 - 5 =$ ☐　　$9 + 5 + 2 =$ ☐

$9 + 8 + 6 =$ ☐　　$5 + 7 + 5 =$ ☐　　$1 + 3 + 4 =$ ☐

$6 + 5 + 4 =$ ☐　　$17 - 4 - 2 =$ ☐　　$9 - 2 - 5 =$ ☐

$8 + 2 + 5 =$ ☐　　$8 + 5 + 5 =$ ☐　　$18 - 7 - 7 =$ ☐

$16 - 7 - 9 =$ ☐　　$5 - 1 - 4 =$ ☐　　$4 + 8 + 4 =$ ☐

$7 + 5 + 4 =$ ☐　　$4 + 5 + 8 =$ ☐　　$19 - 1 - 2 =$ ☐

$8 + 4 + 6 =$ ☐　　$1 + 9 + 0 =$ ☐　　$7 + 5 + 9 =$ ☐

$13 - 8 - 2 =$ ☐　　$6 + 2 + 9 =$ ☐　　$1 + 7 + 3 =$ ☐

$5 + 1 + 3 =$ ☐　　$12 - 1 - 1 =$ ☐　　$7 + 6 + 2 =$ ☐

$9 + 7 + 4 =$ ☐　　$18 - 1 - 5 =$ ☐　　$6 + 8 + 8 =$ ☐

$14 - 1 - 7 =$ ☐　　$19 - 3 - 4 =$ ☐　　$18 - 8 - 4 =$ ☐

$4 + 2 + 8 =$ 　　　　　 $1 + 4 + 3 =$ 　　　　　 $8 + 8 + 7 =$

$1 + 7 + 7 =$ 　　　　　 $19 - 6 - 6 =$ 　　　　　 $3 - 2 - 1 =$

$14 - 4 - 1 =$ 　　　　　 $8 + 2 + 4 =$ 　　　　　 $7 + 3 + 6 =$

$16 - 6 - 9 =$ 　　　　　 $2 + 4 + 5 =$ 　　　　　 $18 - 9 - 0 =$

$3 + 4 + 2 =$ 　　　　　 $1 + 6 + 9 =$ 　　　　　 $6 + 6 + 7 =$

$6 + 3 + 9 =$ 　　　　　 $11 - 2 - 2 =$ 　　　　　 $4 + 2 + 2 =$

$3 + 1 + 9 =$ 　　　　　 $9 - 1 - 8 =$ 　　　　　 $15 - 6 - 3 =$

$19 - 8 - 8 =$ 　　　　　 $7 + 3 + 1 =$ 　　　　　 $15 - 8 - 5 =$

$14 - 2 - 5 =$ 　　　　　 $15 - 1 - 1 =$ 　　　　　 $2 + 1 + 7 =$

$12 - 4 - 8 =$ 　　　　　 $7 + 9 + 5 =$ 　　　　　 $1 + 3 + 1 =$

$3 + 2 + 4 =$ 　　　　　 $13 - 4 - 1 =$ 　　　　　 $12 - 5 - 6 =$

$8 + 7 + 8 =$ 　　　　　 $16 - 3 - 6 =$ 　　　　　 $5 + 7 + 6 =$

$13 - 5 - 8 =$ 　　　　　 $5 + 3 + 2 =$ 　　　　　 $13 - 3 - 5 =$

$1 + 0 + 2 =$ 　　　　　 $6 + 2 + 1 =$ 　　　　　 $7 + 8 + 5 =$

$10 - 4 - 5 =$ 　　　　　 $18 - 4 - 9 =$ 　　　　　 $11 - 3 - 8 =$

$17 - 1 - 9 =$ 　　　　　 $18 - 3 - 5 =$ 　　　　　 $14 - 4 - 6 =$

$16 - 3 - 2 =$ 　　　　　 $7 + 9 + 3 =$

● 終了時刻 　　 分 　　 秒

所要時間 　　 分 　　 秒

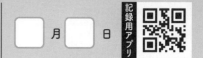
◆ できるだけ速く、次の計算をしましょう。

▶ 開始時刻 　分　秒

$9 + 1 + 3 =$

$19 - 9 - 9 =$

$7 + 4 + 5 =$

$6 + 1 + 5 =$

$7 + 5 + 2 =$

$13 - 8 - 4 =$

$1 + 1 + 8 =$

$10 - 7 - 3 =$

$12 - 4 - 2 =$

$7 + 8 + 5 =$

$18 - 8 - 6 =$

$8 + 6 + 6 =$

$9 + 4 + 8 =$

$13 - 2 - 5 =$

$1 + 8 + 1 =$

$9 - 1 - 7 =$

$2 + 7 + 4 =$

$5 + 1 + 6 =$

$6 + 7 + 1 =$

$13 - 5 - 8 =$

$15 - 9 - 5 =$

$2 + 4 + 1 =$

$6 + 1 + 7 =$

$7 + 6 + 7 =$

$17 - 8 - 7 =$

$6 + 2 + 4 =$

$4 + 6 + 6 =$

$17 - 2 - 3 =$

$12 - 1 - 3 =$

$19 - 6 - 6 =$

$7 + 2 + 9 =$

$14 - 6 - 6 =$

$2 + 2 + 8 =$

$8 + 9 + 7 =$

$16 - 7 - 9 =$

$13 - 9 - 3 =$

$13 - 2 - 6 =$

$5 + 2 + 1 =$

$8 + 2 + 0 =$

$12 - 0 - 2 =$

$17 - 8 - 8 =$

$2 + 5 + 7 =$

$13 - 7 - 6 =$

$19 - 3 - 4 =$

$5 + 8 + 8 =$

$7 - 4 - 3 =$

$14 - 5 - 1 =$

$17 - 3 - 1 =$

$5 + 6 + 1 =$

$13 - 5 - 6 =$

$4 + 2 + 8 =$ ☐ $16 - 3 - 7 =$ ☐ $10 - 3 - 7 =$ ☐

$1 + 3 + 5 =$ ☐ $8 - 2 - 6 =$ ☐ $3 + 3 + 2 =$ ☐

$13 - 1 - 2 =$ ☐ $11 - 8 - 0 =$ ☐ $2 + 6 + 2 =$ ☐

$1 + 8 + 9 =$ ☐ $15 - 3 - 2 =$ ☐ $7 + 2 + 7 =$ ☐

$6 - 2 - 4 =$ ☐ $3 + 2 + 3 =$ ☐ $1 + 1 + 5 =$ ☐

$18 - 7 - 5 =$ ☐ $7 + 7 + 4 =$ ☐ $10 - 2 - 4 =$ ☐

$16 - 1 - 8 =$ ☐ $14 - 5 - 4 =$ ☐ $13 - 4 - 9 =$ ☐

$4 + 7 + 8 =$ ☐ $4 + 1 + 1 =$ ☐ $14 - 7 - 2 =$ ☐

$15 - 7 - 4 =$ ☐ $1 + 4 + 0 =$ ☐ $7 + 6 + 8 =$ ☐

$12 - 3 - 2 =$ ☐ $6 + 8 + 8 =$ ☐ $5 + 7 + 2 =$ ☐

$9 + 8 + 9 =$ ☐ $5 + 9 + 1 =$ ☐ $5 - 3 - 1 =$ ☐

$1 + 8 + 4 =$ ☐ $8 - 4 - 1 =$ ☐ $7 - 3 - 4 =$ ☐

$13 - 6 - 7 =$ ☐ $12 - 5 - 1 =$ ☐ $8 - 3 - 4 =$ ☐

$4 - 1 - 1 =$ ☐ $4 + 2 + 1 =$ ☐ $14 - 2 - 7 =$ ☐

$8 + 9 + 3 =$ ☐ $14 - 3 - 3 =$ ☐ $8 + 3 + 6 =$ ☐

$7 + 1 + 5 =$ ☐ $19 - 4 - 1 =$ ☐ $8 + 3 + 9 =$ ☐

$7 + 6 + 3 =$ ☐ $2 + 6 + 8 =$ ☐

● 終了時刻 ☐ 分 ☐ 秒

所要時間 ☐ 分 ☐ 秒

前頭葉機能検査

☐月 ☐日

Ⅰ カウンティングテスト

1から120までを声に出してできるだけ速く数えます。
数え終わるまでにかかった時間を計りましょう。

☐ 秒

Ⅱ 単語記憶テスト

まず、次のことばを、**2分間**で、できるだけたくさん覚えます。

だるま	しくみ	さいず	つばき	おとめ	あまど
こうじ	らんち	ようき	ねんき	ひとり	みなみ
ないや	のうむ	かいご	はだし	がいど	すぶた
いわし	てれび	くらい	まつり	さしず	げんき
わぎり	ぺんち	けらい	きげん	おうじ	つむぎ

第7週

覚えたことばを、裏のページの解答用紙にできるだけたくさん書きます。
2分間で、覚えたことばを、いくつ思い出すことができますか？

Ⅱ 覚えたことばを、**2分間**で 　　　 に書きましょう。

［ 単語記憶テスト解答欄 ］

正答数

語

Ⅲ 別冊10ページの「**ストループテスト**」も忘れずに行いましょう。

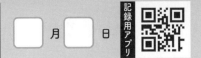
◆ できるだけ速く、次の計算をしましょう。

▶ 開始時刻 □分 □秒

$12 - 6 - 5 =$ □　　$2 + 1 + 8 =$ □　　$2 + 8 + 5 =$ □

$4 + 5 + 0 =$ □　　$5 + 2 + 8 =$ □　　$6 + 2 + 3 =$ □

$7 + 1 + 7 =$ □　　$16 - 7 - 2 =$ □　　$3 + 4 + 7 =$ □

$17 - 4 - 9 =$ □　　$13 - 3 - 7 =$ □　　$4 + 7 + 5 =$ □

$17 - 1 - 6 =$ □　　$3 + 8 + 8 =$ □　　$16 - 3 - 1 =$ □

$3 + 9 + 6 =$ □　　$8 + 7 + 1 =$ □　　$14 - 8 - 2 =$ □

$7 - 1 - 3 =$ □　　$17 - 7 - 3 =$ □　　$16 - 1 - 4 =$ □

$8 + 4 + 9 =$ □　　$1 + 3 + 7 =$ □　　$7 - 3 - 1 =$ □

$5 + 9 + 6 =$ □　　$18 - 9 - 7 =$ □　　$3 + 8 + 4 =$ □

$12 - 1 - 4 =$ □　　$13 - 5 - 8 =$ □　　$17 - 8 - 4 =$ □

$4 + 6 + 5 =$ □　　$1 + 8 + 1 =$ □　　$10 - 0 - 7 =$ □

$2 + 7 + 7 =$ □　　$12 - 8 - 4 =$ □　　$2 + 9 + 1 =$ □

$9 + 7 + 2 =$ □　　$1 + 1 + 4 =$ □　　$14 - 1 - 5 =$ □

$2 + 9 + 7 =$ □　　$3 + 3 + 1 =$ □　　$14 - 7 - 4 =$ □

$12 - 4 - 4 =$ □　　$12 - 1 - 5 =$ □　　$5 + 6 + 9 =$ □

$5 - 2 - 2 =$ □　　$5 + 5 + 7 =$ □　　$15 - 1 - 5 =$ □

$11 - 7 - 1 =$ □　　$10 - 4 - 5 =$ □

13 − 4 − 4 = ☐   6 + 7 + 7 = ☐   11 − 8 − 3 = ☐

18 − 7 − 2 = ☐   3 + 5 + 7 = ☐   5 + 8 + 5 = ☐

4 + 6 + 4 = ☐   4 + 4 + 5 = ☐   6 + 3 + 3 = ☐

14 − 1 − 4 = ☐   19 − 6 − 2 = ☐   6 + 2 + 8 = ☐

2 + 5 + 6 = ☐   18 − 1 − 9 = ☐   10 − 0 − 1 = ☐

15 − 1 − 9 = ☐   7 + 1 + 2 = ☐   11 − 2 − 6 = ☐

5 + 9 + 1 = ☐   5 + 6 + 7 = ☐   9 + 8 + 6 = ☐

3 + 6 + 3 = ☐   15 − 6 − 8 = ☐   4 + 1 + 2 = ☐

5 + 3 + 4 = ☐   9 + 1 + 1 = ☐   10 − 4 − 4 = ☐

17 − 4 − 4 = ☐   16 − 9 − 2 = ☐   4 + 2 + 9 = ☐

19 − 7 − 7 = ☐   17 − 4 − 2 = ☐   18 − 8 − 8 = ☐

14 − 1 − 2 = ☐   11 − 4 − 7 = ☐   8 − 4 − 3 = ☐

4 + 0 + 9 = ☐   1 + 4 + 7 = ☐   11 − 6 − 3 = ☐

16 − 2 − 9 = ☐   17 − 8 − 3 = ☐   2 + 3 + 9 = ☐

1 + 8 + 8 = ☐   4 + 6 + 3 = ☐   4 + 7 + 6 = ☐

5 + 9 + 9 = ☐   18 − 2 − 6 = ☐   13 − 2 − 3 = ☐

10 − 8 − 2 = ☐   4 + 4 + 1 = ☐

終了時刻 ☐ 分 ☐ 秒

所要時間 ☐ 分 ☐ 秒

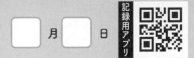

月 日

◆ できるだけ速く、次の計算をしましょう。

▶ 開始時刻 ☐ 分 ☐ 秒

$4 + 8 + 5 =$ ☐

$18 - 8 - 0 =$ ☐

$3 + 5 + 2 =$ ☐

$12 - 2 - 4 =$ ☐

$4 + 4 + 5 =$ ☐

$8 + 1 + 8 =$ ☐

$14 - 9 - 5 =$ ☐

$17 - 7 - 4 =$ ☐

$1 + 8 + 6 =$ ☐

$19 - 4 - 9 =$ ☐

$9 + 8 + 5 =$ ☐

$11 - 2 - 2 =$ ☐

$2 + 2 + 6 =$ ☐

$16 - 5 - 2 =$ ☐

$3 + 5 + 6 =$ ☐

$19 - 2 - 9 =$ ☐

$16 - 8 - 5 =$ ☐

$9 - 4 - 1 =$ ☐

$6 + 0 + 7 =$ ☐

$2 + 3 + 7 =$ ☐

$6 + 4 + 9 =$ ☐

$3 + 6 + 1 =$ ☐

$12 - 4 - 4 =$ ☐

$3 + 2 + 7 =$ ☐

$5 + 9 + 7 =$ ☐

$6 + 1 + 6 =$ ☐

$6 + 9 + 3 =$ ☐

$14 - 5 - 5 =$ ☐

$9 + 5 + 6 =$ ☐

$6 + 1 + 3 =$ ☐

$15 - 7 - 1 =$ ☐

$7 + 8 + 8 =$ ☐

$17 - 4 - 7 =$ ☐

$17 - 3 - 1 =$ ☐

$14 - 9 - 2 =$ ☐

$2 + 7 + 7 =$ ☐

$18 - 1 - 1 =$ ☐

$3 + 4 + 3 =$ ☐

$7 + 3 + 7 =$ ☐

$13 - 5 - 2 =$ ☐

$8 - 4 - 4 =$ ☐

$13 - 1 - 3 =$ ☐

$7 + 3 + 8 =$ ☐

$11 - 7 - 1 =$ ☐

$19 - 9 - 2 =$ ☐

$6 - 3 - 3 =$ ☐

$8 - 2 - 2 =$ ☐

$4 + 5 + 9 =$ ☐

$17 - 8 - 1 =$ ☐

$5 + 6 + 2 =$ ☐

$14 - 5 - 7 =$	$1 + 2 + 7 =$	$17 - 7 - 2 =$
$4 + 1 + 3 =$	$16 - 6 - 8 =$	$9 + 1 + 6 =$
$8 - 7 - 1 =$	$12 - 6 - 1 =$	$16 - 4 - 7 =$
$8 + 9 + 1 =$	$4 + 8 + 8 =$	$7 + 3 + 4 =$
$15 - 3 - 2 =$	$14 - 4 - 9 =$	$5 + 2 + 7 =$
$5 + 3 + 9 =$	$18 - 7 - 5 =$	$19 - 4 - 2 =$
$17 - 6 - 7 =$	$9 + 3 + 2 =$	$5 + 5 + 1 =$
$5 + 8 + 9 =$	$2 + 8 + 1 =$	$2 + 6 + 8 =$
$15 - 6 - 2 =$	$18 - 9 - 2 =$	$4 + 5 + 7 =$
$7 + 9 + 6 =$	$2 + 5 + 8 =$	$8 - 6 - 2 =$
$6 - 2 - 2 =$	$19 - 6 - 2 =$	$18 - 6 - 7 =$
$3 + 0 + 2 =$	$18 - 9 - 6 =$	$9 - 1 - 3 =$
$7 + 2 + 5 =$	$16 - 4 - 4 =$	$4 + 9 + 5 =$
$5 + 8 + 4 =$	$6 + 5 + 8 =$	$17 - 2 - 1 =$
$17 - 7 - 9 =$	$2 + 2 + 9 =$	$8 - 1 - 0 =$
$9 + 1 + 8 =$	$9 + 7 + 5 =$	$8 + 6 + 2 =$
$10 - 2 - 6 =$	$15 - 3 - 3 =$	

● 終了時刻 ☐ 分 ☐ 秒

所要時間 ☐ 分 ☐ 秒

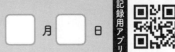
◆ できるだけ速く、次の計算をしましょう。

▶ 開始時刻　分　秒

$16 - 6 - 6 =$

$3 + 6 + 9 =$

$19 - 6 - 3 =$

$9 + 1 + 9 =$

$4 + 8 + 3 =$

$16 - 2 - 2 =$

$8 + 3 + 7 =$

$10 - 6 - 3 =$

$18 - 1 - 5 =$

$14 - 6 - 4 =$

$3 + 6 + 4 =$

$18 - 5 - 7 =$

$13 - 6 - 1 =$

$4 + 9 + 9 =$

$9 + 3 + 3 =$

$4 + 0 + 2 =$

$9 + 9 + 1 =$

$15 - 2 - 9 =$

$6 + 6 + 6 =$

$14 - 3 - 9 =$

$7 + 5 + 5 =$

$15 - 5 - 0 =$

$7 + 7 + 4 =$

$8 + 7 + 7 =$

$17 - 7 - 8 =$

$1 + 3 + 7 =$

$6 + 5 + 2 =$

$13 - 2 - 3 =$

$6 + 2 + 4 =$

$7 + 2 + 4 =$

$14 - 5 - 4 =$

$7 - 1 - 1 =$

$12 - 2 - 6 =$

$7 + 5 + 1 =$

$16 - 6 - 3 =$

$12 - 6 - 6 =$

$1 + 3 + 3 =$

$13 - 5 - 1 =$

$17 - 3 - 4 =$

$12 - 8 - 4 =$

$8 + 6 + 3 =$

$1 + 1 + 9 =$

$15 - 2 - 8 =$

$15 - 7 - 6 =$

$5 + 2 + 3 =$

$1 + 2 + 8 =$

$10 - 3 - 3 =$

$8 - 1 - 5 =$

$3 + 8 + 9 =$

$3 + 8 + 3 =$

$12 - 5 - 4 =$ ☐ $4 + 8 + 4 =$ ☐ $2 + 6 + 6 =$ ☐

$3 + 9 + 5 =$ ☐ $11 - 3 - 1 =$ ☐ $1 + 2 + 7 =$ ☐

$19 - 8 - 3 =$ ☐ $5 + 2 + 7 =$ ☐ $9 - 3 - 1 =$ ☐

$10 - 2 - 5 =$ ☐ $1 + 5 + 8 =$ ☐ $4 + 3 + 6 =$ ☐

$15 - 9 - 2 =$ ☐ $2 + 3 + 8 =$ ☐ $13 - 1 - 7 =$ ☐

$3 + 9 + 1 =$ ☐ $2 + 1 + 6 =$ ☐ $16 - 8 - 7 =$ ☐

$14 - 6 - 0 =$ ☐ $14 - 3 - 8 =$ ☐ $11 - 5 - 1 =$ ☐

$19 - 8 - 7 =$ ☐ $2 + 3 + 6 =$ ☐ $6 + 4 + 0 =$ ☐

$5 - 1 - 3 =$ ☐ $18 - 9 - 2 =$ ☐ $2 + 4 + 7 =$ ☐

$2 + 5 + 8 =$ ☐ $8 + 8 + 9 =$ ☐ $19 - 1 - 1 =$ ☐

$3 + 3 + 6 =$ ☐ $2 + 1 + 8 =$ ☐ $9 + 4 + 5 =$ ☐

$16 - 6 - 7 =$ ☐ $14 - 7 - 1 =$ ☐ $9 + 2 + 2 =$ ☐

$16 - 6 - 9 =$ ☐ $10 - 6 - 1 =$ ☐ $2 + 2 + 7 =$ ☐

$9 + 8 + 6 =$ ☐ $11 - 1 - 8 =$ ☐ $8 - 4 - 4 =$ ☐

$7 + 8 + 1 =$ ☐ $9 + 3 + 1 =$ ☐ $19 - 2 - 2 =$ ☐

$12 - 4 - 7 =$ ☐ $8 + 9 + 9 =$ ☐ $1 + 2 + 2 =$ ☐

$17 - 2 - 3 =$ ☐ $19 - 2 - 1 =$ ☐

終了時刻 ☐ 分 ☐ 秒

所要時間 ☐ 分 ☐ 秒

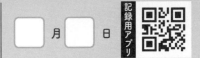
◆ できるだけ速く、次の計算をしましょう。

▶ 開始時刻 　分 　秒

$3 + 4 + 9 =$ 　　　　$7 - 1 - 6 =$ 　　　　$3 + 2 + 3 =$

$3 + 7 + 2 =$ 　　　　$11 - 3 - 4 =$ 　　　　$4 + 7 + 2 =$

$8 - 2 - 4 =$ 　　　　$16 - 8 - 5 =$ 　　　　$8 + 9 + 6 =$

$15 - 8 - 7 =$ 　　　　$1 + 6 + 3 =$ 　　　　$17 - 1 - 5 =$

$17 - 1 - 9 =$ 　　　　$6 - 3 - 1 =$ 　　　　$17 - 1 - 2 =$

$6 + 3 + 8 =$ 　　　　$16 - 2 - 6 =$ 　　　　$2 + 3 + 1 =$

$9 + 4 + 1 =$ 　　　　$16 - 4 - 4 =$ 　　　　$8 + 2 + 5 =$

$13 - 5 - 7 =$ 　　　　$1 + 4 + 8 =$ 　　　　$5 + 1 + 4 =$

$2 + 8 + 5 =$ 　　　　$4 + 5 + 8 =$ 　　　　$11 - 4 - 3 =$

$16 - 0 - 5 =$ 　　　　$18 - 8 - 7 =$ 　　　　$2 + 6 + 4 =$

$4 + 8 + 1 =$ 　　　　$6 + 7 + 4 =$ 　　　　$16 - 3 - 2 =$

$17 - 5 - 6 =$ 　　　　$10 - 5 - 4 =$ 　　　　$8 + 8 + 4 =$

$18 - 5 - 5 =$ 　　　　$8 + 7 + 0 =$ 　　　　$12 - 3 - 4 =$

$16 - 8 - 6 =$ 　　　　$1 + 9 + 6 =$ 　　　　$2 + 1 + 8 =$

$8 + 2 + 1 =$ 　　　　$2 + 4 + 3 =$ 　　　　$9 + 6 + 3 =$

$7 - 1 - 5 =$ 　　　　$3 + 7 + 7 =$ 　　　　$13 - 4 - 7 =$

　　　　　　　　　　$15 - 8 - 4 =$ 　　　　$13 - 1 - 4 =$

$16 - 6 - 2 =$ ☐ $19 - 3 - 6 =$ ☐ $5 + 3 + 7 =$ ☐

$18 - 9 - 7 =$ ☐ $5 + 4 + 3 =$ ☐ $9 + 7 + 5 =$ ☐

$1 + 6 + 4 =$ ☐ $12 - 7 - 2 =$ ☐ $12 - 3 - 3 =$ ☐

$4 + 6 + 1 =$ ☐ $4 + 2 + 6 =$ ☐ $9 + 1 + 3 =$ ☐

$8 + 9 + 1 =$ ☐ $18 - 2 - 8 =$ ☐ $8 + 8 + 9 =$ ☐

$12 - 8 - 3 =$ ☐ $7 - 5 - 1 =$ ☐ $2 + 2 + 7 =$ ☐

$16 - 2 - 5 =$ ☐ $18 - 9 - 4 =$ ☐ $18 - 7 - 6 =$ ☐

$2 + 4 + 5 =$ ☐ $10 - 5 - 5 =$ ☐ $19 - 9 - 1 =$ ☐

$7 + 3 + 1 =$ ☐ $4 + 1 + 8 =$ ☐ $9 + 5 + 3 =$ ☐

$9 - 0 - 3 =$ ☐ $19 - 2 - 9 =$ ☐ $5 + 0 + 2 =$ ☐

$8 + 5 + 4 =$ ☐ $16 - 6 - 8 =$ ☐ $4 + 2 + 8 =$ ☐

$2 + 8 + 6 =$ ☐ $4 + 1 + 3 =$ ☐ $5 + 6 + 3 =$ ☐

$8 - 5 - 1 =$ ☐ $9 + 5 + 4 =$ ☐ $19 - 5 - 4 =$ ☐

$4 + 9 + 9 =$ ☐ $18 - 9 - 6 =$ ☐ $17 - 3 - 7 =$ ☐

$16 - 8 - 8 =$ ☐ $3 + 6 + 3 =$ ☐ $17 - 7 - 5 =$ ☐

$4 + 9 + 3 =$ ☐ $15 - 3 - 3 =$ ☐ $15 - 2 - 7 =$ ☐

$13 - 8 - 1 =$ ☐ $3 + 3 + 2 =$ ☐

終了時刻 ☐ 分 ☐ 秒

所要時間 ☐ 分 ☐ 秒

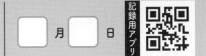
◆ できるだけ速く、次の計算をしましょう。

▶ 開始時刻 □ 分 □ 秒

$17 - 3 - 8 =$ □　$8 + 6 + 4 =$ □　$2 + 3 + 8 =$ □

$8 - 1 - 6 =$ □　$9 + 2 + 8 =$ □　$8 + 7 + 9 =$ □

$4 - 1 - 2 =$ □　$1 + 9 + 8 =$ □　$7 - 4 - 1 =$ □

$17 - 3 - 0 =$ □　$15 - 2 - 3 =$ □　$2 + 5 + 1 =$ □

$6 + 4 + 8 =$ □　$18 - 4 - 8 =$ □　$6 + 2 + 7 =$ □

$13 - 2 - 8 =$ □　$7 + 4 + 4 =$ □　$12 - 8 - 4 =$ □

$6 + 6 + 7 =$ □　$14 - 8 - 6 =$ □　$1 + 5 + 9 =$ □

$1 + 2 + 8 =$ □　$11 - 1 - 7 =$ □　$2 + 3 + 7 =$ □

$16 - 6 - 7 =$ □　$2 + 5 + 8 =$ □　$8 - 3 - 2 =$ □

$6 + 1 + 6 =$ □　$11 - 3 - 8 =$ □　$17 - 9 - 6 =$ □

$9 - 1 - 6 =$ □　$5 + 5 + 6 =$ □　$10 - 4 - 4 =$ □

$8 + 7 + 2 =$ □　$17 - 7 - 9 =$ □　$17 - 5 - 5 =$ □

$9 + 9 + 1 =$ □　$18 - 1 - 9 =$ □　$6 + 8 + 8 =$ □

$4 + 6 + 5 =$ □　$9 + 1 + 5 =$ □　$6 - 2 - 3 =$ □

$18 - 6 - 2 =$ □　$4 + 7 + 0 =$ □　$6 + 4 + 3 =$ □

$3 + 7 + 6 =$ □　$5 + 3 + 8 =$ □　$18 - 8 - 7 =$ □

　　　　　　　　$16 - 2 - 7 =$ □　$14 - 5 - 3 =$ □

9 − 3 − 3 = ☐   1 + 3 + 5 = ☐   5 + 1 + 8 = ☐

9 + 5 + 3 = ☐   7 + 5 + 8 = ☐   17 − 9 − 7 = ☐

15 − 7 − 2 = ☐   11 − 6 − 2 = ☐   19 − 9 − 9 = ☐

5 + 4 + 0 = ☐   3 + 2 + 1 = ☐   4 + 1 + 3 = ☐

2 + 4 + 2 = ☐   15 − 5 − 9 = ☐   6 − 1 − 3 = ☐

14 − 4 − 4 = ☐   8 − 6 − 1 = ☐   19 − 2 − 3 = ☐

6 − 2 − 2 = ☐   1 + 3 + 9 = ☐   7 + 8 + 9 = ☐

8 + 5 + 1 = ☐   5 + 2 + 3 = ☐   11 − 2 − 5 = ☐

14 − 7 − 4 = ☐   14 − 6 − 8 = ☐   8 + 5 + 3 = ☐

8 − 4 − 3 = ☐   11 − 8 − 1 = ☐   15 − 3 − 1 = ☐

9 + 3 + 4 = ☐   19 − 8 − 9 = ☐   18 − 2 − 2 = ☐

6 + 5 + 3 = ☐   3 + 1 + 5 = ☐   9 + 9 + 7 = ☐

6 + 8 + 7 = ☐   8 + 1 + 1 = ☐   14 − 4 − 3 = ☐

19 − 0 − 8 = ☐   15 − 9 − 5 = ☐   7 + 8 + 1 = ☐

4 + 4 + 5 = ☐   7 + 6 + 9 = ☐   16 − 2 − 6 = ☐

1 + 3 + 4 = ☐   19 − 7 − 8 = ☐   4 + 5 + 9 = ☐

8 − 5 − 2 = ☐   3 + 1 + 1 = ☐

■ 終了時刻 ☐ 分 ☐ 秒

所要時間 ☐ 分 ☐ 秒

前頭葉機能検査

I カウンティングテスト

1から120までを声に出してできるだけ速く数えます。

数え終わるまでにかかった時間を計りましょう。

□ 秒

II 単語記憶テスト

まず、次のことばを、**2分間**で、できるだけたくさん覚えます。

もぐさ	めいろ	にぎり	ねらい	なぎさ	そうじ
かもめ	さんば	おとこ	やこう	いのち	ひかり
きのこ	おわり	かばん	ろくろ	みつご	こども
あたり	めがね	ずのう	ゆけつ	ほこり	だんご
ゆうひ	たまご	ぼうし	いなか	いみん	どうろ

覚えたことばを、裏のページの解答用紙にできるだけたくさん書きます。
2分間で、覚えたことばを、いくつ思い出すことができますか？

Ⅱ 覚えたことばを、**2分間**で ☐ に書きましょう。

[単語記憶テスト解答欄]

正答数

☐ 語

Ⅲ 別冊11ページの「**ストループテスト**」も忘れずに行いましょう。

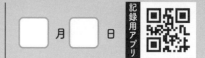
◆ できるだけ速く、次の計算をしましょう。

▶ 開始時刻 [ ] 分 [ ] 秒

$19 - 4 - 3 =$

$4 + 3 + 9 =$

$9 - 7 - 1 =$

$9 + 2 + 3 =$

$5 + 8 + 7 =$

$15 - 2 - 5 =$

$6 + 8 + 6 =$

$7 + 4 + 3 =$

$15 - 7 - 4 =$

$9 + 2 + 4 =$

$13 - 4 - 2 =$

$12 - 3 - 3 =$

$2 + 9 + 3 =$

$9 + 3 + 1 =$

$9 - 4 - 2 =$

$11 - 3 - 8 =$

$2 + 5 + 4 =$

$5 + 2 + 1 =$

$11 - 2 - 0 =$

$6 + 2 + 1 =$

$16 - 3 - 2 =$

$17 - 1 - 9 =$

$3 + 8 + 4 =$

$18 - 6 - 9 =$

$2 + 7 + 3 =$

$17 - 7 - 8 =$

$5 + 9 + 6 =$

$8 + 5 + 4 =$

$12 - 3 - 5 =$

$2 + 1 + 2 =$

$15 - 8 - 7 =$

$9 - 3 - 6 =$

$8 + 7 + 8 =$

$9 + 7 + 0 =$

$14 - 3 - 4 =$

$3 + 3 + 3 =$

$10 - 4 - 3 =$

$17 - 7 - 4 =$

$13 - 2 - 1 =$

$5 + 2 + 2 =$

$16 - 8 - 4 =$

$10 - 1 - 9 =$

$13 - 1 - 1 =$

$3 + 3 + 9 =$

$4 + 1 + 2 =$

$12 - 7 - 2 =$

$9 + 5 + 7 =$

$3 + 2 + 8 =$

$1 + 9 + 2 =$

$13 - 1 - 4 =$

15 − 4 − 4 = ☐   12 − 1 − 6 = ☐   6 − 1 − 3 = ☐

13 − 3 − 7 = ☐   9 + 2 + 6 = ☐   5 + 2 + 3 = ☐

8 + 3 + 6 = ☐   4 + 4 + 7 = ☐   15 − 9 − 6 = ☐

7 + 3 + 5 = ☐   3 + 9 + 7 = ☐   2 + 7 + 1 = ☐

13 − 6 − 7 = ☐   16 − 7 − 9 = ☐   8 − 3 − 5 = ☐

3 + 3 + 5 = ☐   7 + 6 + 8 = ☐   15 − 6 − 2 = ☐

15 − 7 − 1 = ☐   9 − 2 − 2 = ☐   4 + 9 + 4 = ☐

2 + 9 + 8 = ☐   15 − 9 − 0 = ☐   7 + 7 + 8 = ☐

7 − 2 − 5 = ☐   6 + 8 + 1 = ☐   2 + 7 + 9 = ☐

15 − 5 − 3 = ☐   4 + 9 + 3 = ☐   12 − 6 − 1 = ☐

5 + 6 + 9 = ☐   16 − 2 − 1 = ☐   14 − 4 − 9 = ☐

8 + 2 + 7 = ☐   18 − 7 − 2 = ☐   8 + 8 + 9 = ☐

19 − 6 − 4 = ☐   6 + 0 + 6 = ☐   17 − 3 − 6 = ☐

1 + 2 + 8 = ☐   8 + 5 + 7 = ☐   7 + 2 + 1 = ☐

8 − 3 − 1 = ☐   7 + 5 + 4 = ☐   14 − 7 − 5 = ☐

4 + 7 + 7 = ☐   19 − 5 − 4 = ☐   7 − 1 − 5 = ☐

17 − 6 − 3 = ☐   9 + 1 + 9 = ☐

● 終了時刻 ☐ 分 ☐ 秒

所要時間 ☐ 分 ☐ 秒

106

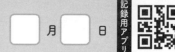

月　日

◆ できるだけ速く、次の計算をしましょう。

▶ 開始時刻 □分 □秒

$2 + 5 + 5 =$

$19 - 8 - 1 =$

$16 - 3 - 2 =$

$17 - 2 - 4 =$

$6 + 8 + 4 =$

$14 - 7 - 2 =$

$2 + 3 + 3 =$

$4 + 2 + 3 =$

$17 - 8 - 5 =$

$3 - 1 - 2 =$

$6 + 3 + 5 =$

$5 + 2 + 4 =$

$16 - 7 - 9 =$

$4 + 4 + 1 =$

$2 + 4 + 1 =$

$4 + 3 + 8 =$

$11 - 3 - 3 =$

$3 + 7 + 9 =$

$14 - 1 - 5 =$

$2 + 6 + 7 =$

$6 + 1 + 7 =$

$8 - 6 - 1 =$

$14 - 7 - 6 =$

$8 - 3 - 5 =$

$8 + 5 + 3 =$

$4 + 8 + 3 =$

$19 - 4 - 3 =$

$19 - 8 - 3 =$

$6 + 3 + 1 =$

$6 + 4 + 6 =$

$7 - 4 - 3 =$

$11 - 6 - 2 =$

$11 - 1 - 2 =$

$4 + 6 + 2 =$

$5 + 6 + 2 =$

$9 + 5 + 7 =$

$2 + 4 + 7 =$

$18 - 5 - 9 =$

$2 + 5 + 1 =$

$7 + 5 + 8 =$

$3 + 0 + 6 =$

$17 - 0 - 6 =$

$16 - 5 - 5 =$

$2 - 1 - 1 =$

$3 + 9 + 1 =$

$17 - 2 - 6 =$

$4 + 7 + 3 =$

$16 - 2 - 9 =$

$11 - 6 - 1 =$

$12 - 2 - 2 =$

18 − 7 − 7 = ☐

9 − 1 − 7 = ☐

15 − 7 − 4 = ☐

13 − 1 − 8 = ☐

7 + 8 + 6 = ☐

6 + 9 + 3 = ☐

14 − 5 − 8 = ☐

3 + 2 + 7 = ☐

6 − 2 − 3 = ☐

4 + 3 + 2 = ☐

17 − 6 − 5 = ☐

17 − 7 − 5 = ☐

5 − 3 − 2 = ☐

3 + 3 + 6 = ☐

10 − 4 − 0 = ☐

7 − 2 − 1 = ☐

8 + 8 + 3 = ☐

6 − 2 − 4 = ☐

4 + 1 + 6 = ☐

4 + 2 + 7 = ☐

14 − 6 − 1 = ☐

8 + 3 + 3 = ☐

9 + 3 + 1 = ☐

18 − 7 − 8 = ☐

1 + 8 + 6 = ☐

11 − 1 − 5 = ☐

3 + 6 + 9 = ☐

9 + 8 + 3 = ☐

8 + 4 + 6 = ☐

7 + 1 + 5 = ☐

16 − 9 − 7 = ☐

7 + 5 + 4 = ☐

14 − 3 − 2 = ☐

18 − 5 − 1 = ☐

6 + 2 + 4 = ☐

15 − 1 − 4 = ☐

9 + 4 + 8 = ☐

1 + 5 + 2 = ☐

14 − 5 − 7 = ☐

3 + 6 + 4 = ☐

14 − 8 − 4 = ☐

11 − 4 − 6 = ☐

2 + 6 + 8 = ☐

14 − 4 − 3 = ☐

13 − 3 − 3 = ☐

5 + 1 + 0 = ☐

3 + 8 + 7 = ☐

16 − 1 − 8 = ☐

5 + 3 + 3 = ☐

3 + 1 + 5 = ☐

● 終了時刻 ☐ 分 ☐ 秒

所要時間 ☐ 分 ☐ 秒

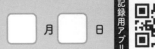
◆ できるだけ速く、次の計算をしましょう。

▶ 開始時刻 [ ] 分 [ ] 秒

$5 + 2 + 5 =$

$13 - 6 - 5 =$

$9 - 2 - 4 =$

$11 - 7 - 4 =$

$8 + 7 + 2 =$

$7 + 3 + 7 =$

$17 - 3 - 8 =$

$19 - 6 - 2 =$

$9 + 8 + 8 =$

$13 - 7 - 6 =$

$6 + 9 + 2 =$

$1 + 4 + 6 =$

$7 - 4 - 1 =$

$6 + 1 + 4 =$

$13 - 3 - 6 =$

$1 + 8 + 4 =$

$15 - 8 - 4 =$

$14 - 1 - 1 =$

$6 + 8 + 1 =$

$1 + 6 + 2 =$

$9 + 6 + 6 =$

$3 + 3 + 2 =$

$19 - 2 - 9 =$

$18 - 5 - 0 =$

$8 + 6 + 2 =$

$16 - 6 - 5 =$

$18 - 5 - 7 =$

$9 + 5 + 4 =$

$6 + 1 + 0 =$

$3 + 9 + 9 =$

$8 - 4 - 4 =$

$15 - 3 - 4 =$

$6 + 7 + 4 =$

$6 + 6 + 6 =$

$6 + 1 + 2 =$

$14 - 7 - 6 =$

$2 + 5 + 2 =$

$15 - 2 - 1 =$

$2 + 1 + 2 =$

$1 + 3 + 1 =$

$4 + 2 + 2 =$

$9 - 2 - 6 =$

$11 - 2 - 9 =$

$13 - 3 - 3 =$

$5 + 7 + 9 =$

$6 + 9 + 7 =$

$13 - 5 - 5 =$

$15 - 6 - 8 =$

$8 - 1 - 1 =$

$16 - 7 - 3 =$

$8 + 9 + 1 =$	$7 - 0 - 2 =$	$11 - 5 - 5 =$
$9 - 1 - 6 =$	$7 + 7 + 6 =$	$5 - 2 - 1 =$
$15 - 6 - 4 =$	$3 + 7 + 5 =$	$13 - 1 - 2 =$
$9 + 9 + 9 =$	$8 + 5 + 6 =$	$7 + 8 + 5 =$
$3 + 8 + 5 =$	$19 - 3 - 4 =$	$11 - 1 - 5 =$
$12 - 7 - 5 =$	$17 - 7 - 2 =$	$2 + 2 + 5 =$
$3 + 2 + 3 =$	$17 - 6 - 3 =$	$7 - 5 - 2 =$
$18 - 1 - 9 =$	$11 - 4 - 4 =$	$5 + 1 + 5 =$
$9 - 5 - 3 =$	$4 + 6 + 3 =$	$4 + 5 + 8 =$
$1 + 8 + 3 =$	$5 + 6 + 5 =$	$5 + 3 + 8 =$
$5 + 7 + 4 =$	$7 + 6 + 6 =$	$17 - 3 - 7 =$
$17 - 2 - 5 =$	$12 - 4 - 1 =$	$7 + 3 + 5 =$
$17 - 8 - 3 =$	$13 - 3 - 1 =$	$14 - 3 - 2 =$
$8 + 8 + 4 =$	$1 + 7 + 4 =$	$3 + 3 + 5 =$
$4 + 0 + 5 =$	$17 - 2 - 4 =$	$14 - 5 - 9 =$
$8 + 8 + 6 =$	$4 + 8 + 9 =$	$13 - 9 - 3 =$
$13 - 5 - 1 =$	$9 + 8 + 4 =$	

■ 終了時刻 [ ] 分 [ ] 秒

所要時間 [ ] 分 [ ] 秒

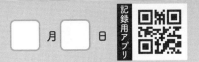

◆ できるだけ速く、次の計算をしましょう。

▶ 開始時刻 ☐ 分 ☐ 秒

$14 - 6 - 8 =$ ☐

$3 + 9 + 5 =$ ☐

$16 - 7 - 2 =$ ☐

$4 + 1 + 3 =$ ☐

$3 + 5 + 4 =$ ☐

$15 - 2 - 7 =$ ☐

$5 + 7 + 9 =$ ☐

$3 + 5 + 9 =$ ☐

$9 + 1 + 7 =$ ☐

$17 - 0 - 8 =$ ☐

$6 + 2 + 8 =$ ☐

$5 + 9 + 1 =$ ☐

$3 + 4 + 3 =$ ☐

$10 - 9 - 1 =$ ☐

$7 + 8 + 8 =$ ☐

$10 - 5 - 5 =$ ☐

$19 - 2 - 2 =$ ☐

$1 + 6 + 9 =$ ☐

$16 - 1 - 2 =$ ☐

$9 + 2 + 6 =$ ☐

$18 - 5 - 6 =$ ☐

$7 + 6 + 3 =$ ☐

$8 - 1 - 3 =$ ☐

$19 - 2 - 4 =$ ☐

$1 + 8 + 9 =$ ☐

$19 - 9 - 8 =$ ☐

$8 + 5 + 9 =$ ☐

$17 - 3 - 6 =$ ☐

$2 + 9 + 4 =$ ☐

$1 + 6 + 8 =$ ☐

$14 - 2 - 8 =$ ☐

$19 - 2 - 6 =$ ☐

$2 + 2 + 8 =$ ☐

$6 + 5 + 3 =$ ☐

$7 - 4 - 2 =$ ☐

$17 - 5 - 4 =$ ☐

$5 + 2 + 6 =$ ☐

$8 + 9 + 5 =$ ☐

$19 - 6 - 2 =$ ☐

$9 + 4 + 6 =$ ☐

$6 + 7 + 1 =$ ☐

$7 + 0 + 8 =$ ☐

$9 - 1 - 5 =$ ☐

$18 - 2 - 5 =$ ☐

$13 - 4 - 1 =$ ☐

$17 - 6 - 3 =$ ☐

$8 + 8 + 9 =$ ☐

$14 - 8 - 4 =$ ☐

$19 - 3 - 3 =$ ☐

$15 - 1 - 5 =$ ☐

4 + 3 + 9 =	8 − 7 − 1 =	13 − 1 − 8 =
3 + 2 + 7 =	4 + 7 + 3 =	18 − 4 − 8 =
2 + 1 + 1 =	13 − 7 − 2 =	14 − 7 − 4 =
12 − 3 − 7 =	2 + 5 + 8 =	4 + 4 + 9 =
1 + 8 + 2 =	18 − 5 − 2 =	14 − 5 − 2 =
18 − 9 − 9 =	7 + 3 + 9 =	9 − 3 − 5 =
9 + 3 + 8 =	14 − 4 − 2 =	12 − 4 − 2 =
1 + 5 + 6 =	4 + 2 + 2 =	3 + 3 + 2 =
4 + 8 + 2 =	16 − 6 − 8 =	18 − 2 − 9 =
12 − 1 − 6 =	11 − 4 − 1 =	8 + 4 + 5 =
9 + 4 + 8 =	4 + 9 + 1 =	13 − 5 − 8 =
16 − 4 − 9 =	16 − 7 − 5 =	11 − 6 − 4 =
9 + 0 + 2 =	4 + 5 + 3 =	1 + 5 + 4 =
16 − 8 − 2 =	12 − 0 − 3 =	9 − 4 − 4 =
1 + 3 + 4 =	1 + 3 + 3 =	5 + 8 + 6 =
17 − 3 − 1 =	2 + 7 + 1 =	13 − 4 − 5 =
3 + 7 + 7 =	2 + 8 + 6 =	

● 終了時刻 ☐ 分 ☐ 秒

所要時間 ☐ 分 ☐ 秒

『お客さまアンケート』ご協力のお願い

弊社では、商品・サービス開発の参考のため、『お客様アンケート』を実施しております。本商品に関する率直なご意見・ご感想をぜひお聞かせください。

※アンケートは、紙のハガキ、またはデジタルアンケート（どちらか一方）で受け付けています。紙のハガキとデジタルアンケートを両方出された場合やデジタルアンケートを複数投稿された場合は、プレゼントの抽選対象とはなりませんのでご注意ください。

アンケートにご協力いただきますと、抽選で毎月100名様に、プレゼントいたします。

「図書カード」(1,000円分)を

※『図書カード』の抽選結果は、賞品の発送をもってかえさせていただきます。

― 『お客さまアンケート』個人情報保護について ―

「お客さまアンケート」にご記入いただいたお客さまの個人情報は、以下の目的にのみ使用し、他の目的には一切使用致しません。

① 弊社内での商品企画の参考にさせていただくため
② 当選者の方へ「図書カード」をお届けするため
③ アンケートで「弊社よりお話を伺ってもよい」とご回答された方へのご連絡のため

なお、お客さまの個人情報の訂正・削除につきましては、下記の窓口までお申し付けください。

くもん出版お客さま係
東京都港区高輪4-10-18 京急第1ビル13F
0120-373-415 (受付時間 月～金 9:30～17:30　祝日除く)
E-mail info@kumonshuppan.com
※受付時間は変わることがあります。

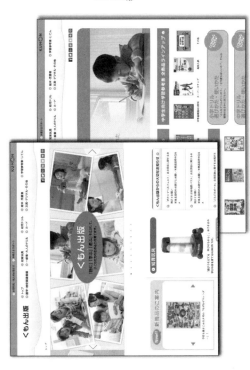

34233「脳を鍛える計算 60 日④」

年齢	性別	お買い上げの年月	年	月
（歳）	男 / 女			

お買い上げの書店名

この商品についてのご意見、ご感想をお聞かせください。

Q1 内容面では、いかがでしたか？
1. 期待以上　2. 期待どおり　3. どちらともいえない
4. 期待はずれ　5. まったく期待はずれ

Q2 それでは、価格的にみて、いかがでしたか？
1. 十分見合っている　2. 見合っている　3. どちらともいえない
4. 見合っていない　5. まったく見合っていない

Q3 この本のことは、何で知りましたか？
1. 広告を見て　2. 書評・紹介記事で　3. 人からすすめられて
4. 書店で見て　5. その他（　　　　　）

Q4 この本をどなたが選びましたか？（　　　　　）

Q5 この本の内容についてお聞きします。

①　この数の計算の難易度はどうでしたか？
1. 難しすぎた　2. ちょうどよかった　3. やさしすぎた
理由（　　　　　）

②　この数の計算の速度は速くなりましたか？
1. 速くなった　2. 変化なし　3. 遅くなった

③　カウンティングテストの時間の変化は？
1. 速くなった　2. 変化なし　3. 遅くなった

④　単語記憶テストの語数の変化は？
1. 増えた　2. 変化なし　3. 減った

⑤　ストルーブテストの時間の変化は？
1. 速くなった　2. 変化なし　3. 遅くなった

⑥　スマホでトレーニングの所要時間を記録・確認する機能を知っていましたか？
1. 使った　2. 知っていたが使わなかった　3. 使わなかった
理由（　　　　　）

Q6 今後、このトレーニングを続けるとしたら、どのような商品を希望ですか？
1. 今の内容と同じもの　2. 今よりやさしいもの　3. より難しいもの
内容（　　　　　）

Q7 本を使い終えた感想やご自身の記録を、今後の企画や宣伝・広告などにご活用させていただくことはできますか？
1. 弊社より電話や手紙でお話を伺ってもよい　2. 葉書の感想は使ってもよい
3. 情報提供には応じたくない

ご協力、どうもありがとうございました。

月　日

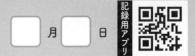

◆ できるだけ速く、次の計算をしましょう。

▶ 開始時刻 ☐ 分 ☐ 秒

$15 - 8 - 4 =$ ☐　　$10 - 6 - 4 =$ ☐

$4 + 9 + 9 =$ ☐　　$6 + 6 + 6 =$ ☐　　$15 - 2 - 4 =$ ☐

$3 + 0 + 4 =$ ☐　　$8 + 5 + 1 =$ ☐　　$6 + 7 + 6 =$ ☐

$12 - 2 - 9 =$ ☐　　$15 - 3 - 4 =$ ☐　　$1 + 2 + 4 =$ ☐

$15 - 7 - 8 =$ ☐　　$15 - 7 - 3 =$ ☐　　$11 - 1 - 7 =$ ☐

$1 + 4 + 9 =$ ☐　　$4 + 5 + 5 =$ ☐　　$15 - 2 - 6 =$ ☐

$18 - 5 - 9 =$ ☐　　$1 + 2 + 1 =$ ☐　　$4 + 9 + 7 =$ ☐

$3 + 2 + 9 =$ ☐　　$7 + 7 + 4 =$ ☐　　$5 + 7 + 2 =$ ☐

$17 - 4 - 7 =$ ☐　　$3 + 1 + 8 =$ ☐　　$2 + 7 + 6 =$ ☐

$5 + 1 + 9 =$ ☐　　$14 - 3 - 8 =$ ☐　　$9 - 4 - 4 =$ ☐

$5 + 2 + 1 =$ ☐　　$7 + 1 + 6 =$ ☐　　$14 - 5 - 1 =$ ☐

$8 + 3 + 7 =$ ☐　　$6 + 5 + 4 =$ ☐　　$6 + 8 + 1 =$ ☐

$8 - 5 - 3 =$ ☐　　$16 - 6 - 4 =$ ☐　　$19 - 6 - 9 =$ ☐

$16 - 2 - 6 =$ ☐　　$17 - 9 - 8 =$ ☐　　$16 - 3 - 4 =$ ☐

$11 - 5 - 4 =$ ☐　　$8 - 1 - 7 =$ ☐　　$7 + 6 + 1 =$ ☐

$9 + 9 + 4 =$ ☐　　$6 + 6 + 5 =$ ☐　　$15 - 4 - 2 =$ ☐

$2 + 1 + 2 =$ ☐　　$14 - 8 - 0 =$ ☐　　$13 - 2 - 1 =$ ☐

$9 + 9 + 3 =$ ☐

$13 - 2 - 9 =$ ☐

$7 + 4 + 9 =$ ☐

$9 + 7 + 6 =$ ☐

$5 + 8 + 4 =$ ☐

$13 - 4 - 6 =$ ☐

$17 - 1 - 4 =$ ☐

$7 + 2 + 8 =$ ☐

$10 - 1 - 8 =$ ☐

$3 + 5 + 4 =$ ☐

$17 - 8 - 9 =$ ☐

$16 - 3 - 2 =$ ☐

$4 + 3 + 0 =$ ☐

$6 - 1 - 3 =$ ☐

$6 + 2 + 4 =$ ☐

$11 - 7 - 4 =$ ☐

$19 - 9 - 2 =$ ☐

$2 + 5 + 3 =$ ☐

$1 + 8 + 5 =$ ☐

$9 + 7 + 1 =$ ☐

$8 + 4 + 6 =$ ☐

$11 - 8 - 2 =$ ☐

$14 - 2 - 1 =$ ☐

$1 + 5 + 9 =$ ☐

$15 - 5 - 6 =$ ☐

$9 + 2 + 7 =$ ☐

$2 + 2 + 9 =$ ☐

$13 - 1 - 5 =$ ☐

$9 + 3 + 8 =$ ☐

$4 + 7 + 7 =$ ☐

$15 - 3 - 9 =$ ☐

$12 - 2 - 1 =$ ☐

$16 - 5 - 7 =$ ☐

$8 + 1 + 4 =$ ☐

$12 - 1 - 6 =$ ☐

$10 - 4 - 1 =$ ☐

$10 - 1 - 5 =$ ☐

$4 + 3 + 2 =$ ☐

$14 - 1 - 9 =$ ☐

$12 - 6 - 2 =$ ☐

$16 - 0 - 7 =$ ☐

$2 + 9 + 1 =$ ☐

$4 + 1 + 1 =$ ☐

$4 + 2 + 6 =$ ☐

$10 - 3 - 1 =$ ☐

$8 - 1 - 4 =$ ☐

$3 + 9 + 7 =$ ☐

$5 + 9 + 6 =$ ☐

$2 + 6 + 6 =$ ☐

$18 - 5 - 1 =$ ☐

● 終了時刻 ☐ 分 ☐ 秒

所要時間 ☐ 分 ☐ 秒

前頭葉機能検査

□月□日

I　カウンティングテスト

1から120までを声に出してできるだけ速く数えます。

数え終わるまでにかかった時間を計りましょう。

□秒

II　単語記憶テスト

まず、次のことばを、**2分間**で、できるだけたくさん覚えます。

うしろ	ぎだい	ゆうが	かぞく	きこく	おんど
はがき	まいく	こあら	わかめ	ぶんこ	りえき
へいき	ころも	りりく	りふと	ふぶき	けつい
のはら	ぱいぷ	くらぶ	おんし	むすこ	ばいく
ぬのじ	すうじ	くじら	りこう	しずく	わらい

覆えたことばを、裏のページの解答用紙にできるだけたくさん書きます。

2分間で、覚えたことばを、いくつ思い出すことができますか?

Ⅱ 覚えたことばを、**2分間**で◯◯◯に書きましょう。

［ 単語記憶テスト解答欄 ］

正答数

◯◯◯ 語

Ⅲ 別冊12ページの「**ストループテスト**」も忘れずに行いましょう。

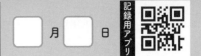
◆ できるだけ速く、次の計算をしましょう。

▶ 開始時刻 □分 □秒

$7 + 7 + 4 =$ 　　　　$9 + 8 + 4 =$

$17 - 3 - 4 =$ 　　　　$19 - 0 - 7 =$ 　　　　$8 - 3 - 5 =$

$12 - 4 - 8 =$ 　　　　$15 - 8 - 6 =$ 　　　　$18 - 7 - 8 =$

$8 + 2 + 2 =$ 　　　　$5 + 0 + 1 =$ 　　　　$8 + 4 + 8 =$

$12 - 1 - 8 =$ 　　　　$1 + 4 + 4 =$ 　　　　$9 - 1 - 8 =$

$16 - 9 - 2 =$ 　　　　$18 - 4 - 2 =$ 　　　　$13 - 1 - 3 =$

$9 + 7 + 7 =$ 　　　　$7 + 2 + 6 =$ 　　　　$8 + 6 + 1 =$

$3 + 7 + 8 =$ 　　　　$6 + 6 + 4 =$ 　　　　$16 - 7 - 5 =$

$9 + 7 + 6 =$ 　　　　$3 + 7 + 4 =$ 　　　　$2 + 3 + 1 =$

$5 + 5 + 6 =$ 　　　　$8 + 7 + 2 =$ 　　　　$7 + 6 + 9 =$

$14 - 7 - 1 =$ 　　　　$18 - 1 - 4 =$ 　　　　$17 - 3 - 3 =$

$18 - 9 - 8 =$ 　　　　$16 - 5 - 2 =$ 　　　　$9 + 3 + 5 =$

$16 - 8 - 6 =$ 　　　　$14 - 1 - 7 =$ 　　　　$18 - 5 - 1 =$

$4 + 6 + 4 =$ 　　　　$2 + 7 + 3 =$ 　　　　$8 + 2 + 5 =$

$14 - 5 - 1 =$ 　　　　$8 + 6 + 4 =$ 　　　　$3 + 8 + 2 =$

$19 - 2 - 1 =$ 　　　　$11 - 2 - 4 =$ 　　　　$8 + 4 + 1 =$

$13 - 9 - 3 =$ 　　　　$14 - 4 - 9 =$ 　　　　$5 + 5 + 7 =$

$11 - 7 - 1 =$ ☐

$1 + 4 + 9 =$ ☐

$1 + 0 + 2 =$ ☐

$14 - 3 - 3 =$ ☐

$1 + 9 + 6 =$ ☐

$14 - 3 - 6 =$ ☐

$4 + 1 + 2 =$ ☐

$1 + 5 + 9 =$ ☐

$11 - 3 - 5 =$ ☐

$16 - 1 - 8 =$ ☐

$4 + 2 + 7 =$ ☐

$7 + 7 + 6 =$ ☐

$8 + 8 + 1 =$ ☐

$10 - 5 - 2 =$ ☐

$1 + 6 + 5 =$ ☐

$4 + 3 + 1 =$ ☐

$14 - 3 - 7 =$ ☐

$15 - 8 - 7 =$ ☐

$9 + 8 + 5 =$ ☐

$11 - 2 - 2 =$ ☐

$13 - 7 - 3 =$ ☐

$17 - 1 - 9 =$ ☐

$12 - 1 - 1 =$ ☐

$9 + 1 + 6 =$ ☐

$15 - 1 - 7 =$ ☐

$16 - 6 - 8 =$ ☐

$4 + 4 + 8 =$ ☐

$9 + 5 + 3 =$ ☐

$16 - 8 - 3 =$ ☐

$2 + 7 + 4 =$ ☐

$4 + 4 + 3 =$ ☐

$8 + 7 + 5 =$ ☐

$16 - 5 - 4 =$ ☐

$9 + 9 + 4 =$ ☐

$18 - 7 - 0 =$ ☐

$17 - 9 - 4 =$ ☐

$9 + 2 + 9 =$ ☐

$10 - 1 - 8 =$ ☐

$9 + 4 + 2 =$ ☐

$6 + 3 + 2 =$ ☐

$17 - 3 - 2 =$ ☐

$9 + 5 + 8 =$ ☐

$4 + 3 + 8 =$ ☐

$11 - 2 - 6 =$ ☐

$9 + 1 + 3 =$ ☐

$15 - 3 - 6 =$ ☐

$16 - 8 - 1 =$ ☐

$14 - 8 - 6 =$ ☐

$12 - 4 - 3 =$ ☐

$3 + 5 + 3 =$ ☐

■ 終了時刻 ☐ 分 ☐ 秒

所要時間 ☐ 分 ☐ 秒

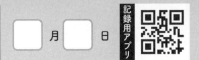
◆ できるだけ速く、次の計算をしましょう。

▶ 開始時刻 　分　秒

$19 - 6 - 4 =$

$17 - 4 - 3 =$

$3 + 7 + 5 =$

$13 - 9 - 3 =$

$8 - 6 - 1 =$

$9 + 2 + 1 =$

$8 + 6 + 1 =$

$14 - 1 - 9 =$

$7 - 6 - 1 =$

$12 - 2 - 6 =$

$1 + 8 + 3 =$

$16 - 4 - 2 =$

$8 + 2 + 6 =$

$19 - 9 - 7 =$

$10 - 2 - 3 =$

$4 + 4 + 4 =$

$8 + 8 + 5 =$

$2 + 9 + 5 =$

$17 - 7 - 1 =$

$13 - 2 - 2 =$

$1 + 5 + 1 =$

$14 - 6 - 8 =$

$16 - 7 - 9 =$

$14 - 8 - 2 =$

$4 + 4 + 7 =$

$6 + 4 + 3 =$

$4 + 1 + 1 =$

$12 - 2 - 5 =$

$2 + 4 + 6 =$

$1 + 9 + 7 =$

$2 + 0 + 9 =$

$12 - 2 - 2 =$

$16 - 0 - 8 =$

$5 + 8 + 1 =$

$7 + 6 + 6 =$

$3 + 8 + 7 =$

$15 - 4 - 4 =$

$2 + 3 + 3 =$

$1 + 8 + 1 =$

$16 - 3 - 9 =$

$12 - 5 - 5 =$

$14 - 3 - 2 =$

$8 + 9 + 5 =$

$17 - 6 - 9 =$

$17 - 3 - 7 =$

$2 + 6 + 7 =$

$1 + 2 + 5 =$

$8 + 5 + 5 =$

$2 + 9 + 3 =$

$7 - 1 - 4 =$

$15 - 1 - 8 =$ 　　　　$1 + 2 + 8 =$ 　　　　$16 - 5 - 1 =$

$4 + 2 + 1 =$ 　　　　$9 - 5 - 4 =$ 　　　　$13 - 4 - 2 =$

$15 - 6 - 4 =$ 　　　　$11 - 7 - 1 =$ 　　　　$3 + 1 + 2 =$

$8 + 9 + 9 =$ 　　　　$3 + 8 + 8 =$ 　　　　$2 + 1 + 1 =$

$13 - 5 - 5 =$ 　　　　$8 + 0 + 4 =$ 　　　　$8 + 9 + 1 =$

$7 + 8 + 4 =$ 　　　　$16 - 4 - 4 =$ 　　　　$9 + 4 + 1 =$

$3 + 1 + 5 =$ 　　　　$1 + 2 + 2 =$ 　　　　$19 - 7 - 5 =$

$19 - 7 - 2 =$ 　　　　$14 - 1 - 6 =$ 　　　　$7 + 5 + 6 =$

$17 - 3 - 9 =$ 　　　　$3 + 1 + 8 =$ 　　　　$13 - 3 - 5 =$

$5 + 6 + 2 =$ 　　　　$14 - 8 - 4 =$ 　　　　$19 - 3 - 6 =$

$7 + 1 + 4 =$ 　　　　$4 + 5 + 1 =$ 　　　　$4 + 7 + 6 =$

$15 - 1 - 4 =$ 　　　　$3 + 6 + 1 =$ 　　　　$15 - 6 - 1 =$

$3 + 3 + 9 =$ 　　　　$5 - 3 - 2 =$ 　　　　$9 + 4 + 7 =$

$19 - 0 - 6 =$ 　　　　$3 + 6 + 8 =$ 　　　　$6 + 2 + 6 =$

$7 - 1 - 1 =$ 　　　　$5 + 5 + 7 =$ 　　　　$16 - 3 - 2 =$

$8 - 2 - 4 =$ 　　　　$4 + 2 + 6 =$ 　　　　$18 - 1 - 2 =$

$11 - 3 - 4 =$ 　　　　$14 - 3 - 1 =$

終了時刻 　　分　　秒

所要時間 　　分　　秒

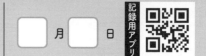
◆ できるだけ速く、次の計算をしましょう。

▶ 開始時刻 　分　秒

$4 + 7 + 2 =$

$7 + 9 + 5 =$

$13 - 5 - 6 =$

$16 - 3 - 8 =$

$6 + 2 + 1 =$

$10 - 2 - 4 =$

$7 - 3 - 2 =$

$15 - 0 - 6 =$

$17 - 5 - 1 =$

$9 + 3 + 6 =$

$7 + 7 + 3 =$

$10 - 4 - 4 =$

$18 - 3 - 7 =$

$8 + 8 + 8 =$

$14 - 9 - 5 =$

$14 - 5 - 8 =$

$12 - 5 - 3 =$

$6 + 4 + 7 =$

$18 - 6 - 3 =$

$17 - 7 - 7 =$

$8 + 4 + 2 =$

$6 + 8 + 7 =$

$9 - 5 - 1 =$

$9 - 7 - 1 =$

$15 - 1 - 7 =$

$5 + 7 + 5 =$

$12 - 4 - 8 =$

$6 + 1 + 9 =$

$10 - 2 - 1 =$

$4 + 2 + 6 =$

$11 - 1 - 1 =$

$3 + 9 + 2 =$

$13 - 8 - 4 =$

$10 - 2 - 5 =$

$16 - 9 - 2 =$

$9 + 9 + 3 =$

$1 + 8 + 5 =$

$9 + 2 + 4 =$

$7 + 5 + 6 =$

$6 - 1 - 5 =$

$4 + 6 + 7 =$

$1 + 8 + 9 =$

$1 + 5 + 3 =$

$4 + 8 + 2 =$

$13 - 7 - 3 =$

$7 + 1 + 5 =$

$9 + 6 + 6 =$

$6 + 4 + 0 =$

$2 + 9 + 5 =$

$19 - 2 - 5 =$

$12 - 2 - 9 =$ ☐

$18 - 7 - 5 =$ ☐

$1 + 8 + 1 =$ ☐

$16 - 1 - 2 =$ ☐

$8 + 7 + 9 =$ ☐

$5 + 4 + 7 =$ ☐

$9 + 9 + 6 =$ ☐

$19 - 1 - 8 =$ ☐

$2 + 7 + 2 =$ ☐

$3 + 2 + 8 =$ ☐

$19 - 5 - 5 =$ ☐

$7 - 3 - 4 =$ ☐

$4 + 9 + 6 =$ ☐

$15 - 1 - 8 =$ ☐

$11 - 2 - 7 =$ ☐

$11 - 5 - 2 =$ ☐

$12 - 7 - 3 =$ ☐

$7 + 1 + 1 =$ ☐

$16 - 9 - 6 =$ ☐

$10 - 5 - 2 =$ ☐

$6 + 7 + 3 =$ ☐

$5 + 5 + 5 =$ ☐

$8 - 4 - 2 =$ ☐

$7 + 1 + 9 =$ ☐

$3 + 3 + 8 =$ ☐

$9 + 4 + 6 =$ ☐

$17 - 7 - 5 =$ ☐

$12 - 6 - 4 =$ ☐

$5 + 9 + 1 =$ ☐

$18 - 7 - 1 =$ ☐

$18 - 8 - 7 =$ ☐

$8 + 0 + 7 =$ ☐

$10 - 2 - 6 =$ ☐

$9 + 8 + 6 =$ ☐

$19 - 8 - 7 =$ ☐

$6 + 9 + 1 =$ ☐

$9 + 6 + 5 =$ ☐

$2 + 2 + 6 =$ ☐

$18 - 6 - 5 =$ ☐

$6 + 8 + 5 =$ ☐

$13 - 4 - 6 =$ ☐

$11 - 3 - 6 =$ ☐

$8 + 4 + 6 =$ ☐

$6 + 7 + 8 =$ ☐

$12 - 2 - 1 =$ ☐

$14 - 2 - 3 =$ ☐

$1 + 3 + 4 =$ ☐

$1 + 1 + 3 =$ ☐

$13 - 0 - 5 =$ ☐

$6 + 6 + 3 =$ ☐

● 終了時刻 ☐ 分 ☐ 秒

所要時間 ☐ 分 ☐ 秒

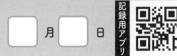
◆ できるだけ速く、次の計算をしましょう。

▶ 開始時刻 ☐ 分 ☐ 秒

$17 - 9 - 4 =$ ☐

$5 + 4 + 4 =$ ☐

$6 + 7 + 4 =$ ☐

$14 - 1 - 8 =$ ☐

$8 + 7 + 6 =$ ☐

$12 - 2 - 1 =$ ☐

$4 + 4 + 4 =$ ☐

$14 - 3 - 3 =$ ☐

$16 - 1 - 7 =$ ☐

$19 - 1 - 6 =$ ☐

$7 + 9 + 4 =$ ☐

$2 + 3 + 3 =$ ☐

$1 + 3 + 1 =$ ☐

$5 + 7 + 0 =$ ☐

$6 - 3 - 1 =$ ☐

$17 - 9 - 3 =$ ☐

$6 + 7 + 6 =$ ☐

$1 + 8 + 5 =$ ☐

$8 - 3 - 4 =$ ☐

$14 - 4 - 1 =$ ☐

$10 - 1 - 1 =$ ☐

$7 + 3 + 7 =$ ☐

$3 + 4 + 1 =$ ☐

$1 + 8 + 7 =$ ☐

$16 - 2 - 4 =$ ☐

$14 - 3 - 9 =$ ☐

$8 + 6 + 6 =$ ☐

$5 + 4 + 6 =$ ☐

$17 - 5 - 8 =$ ☐

$9 + 4 + 6 =$ ☐

$19 - 3 - 9 =$ ☐

$1 + 4 + 4 =$ ☐

$6 - 2 - 4 =$ ☐

$6 + 9 + 4 =$ ☐

$18 - 5 - 6 =$ ☐

$4 + 4 + 5 =$ ☐

$2 + 9 + 6 =$ ☐

$2 + 5 + 4 =$ ☐

$4 + 6 + 2 =$ ☐

$6 - 3 - 0 =$ ☐

$18 - 6 - 8 =$ ☐

$11 - 6 - 4 =$ ☐

$17 - 4 - 4 =$ ☐

$3 + 5 + 7 =$ ☐

$12 - 5 - 3 =$ ☐

$19 - 5 - 5 =$ ☐

$6 + 6 + 2 =$ ☐

$17 - 9 - 6 =$ ☐

$15 - 7 - 2 =$ ☐

$1 + 5 + 7 =$ ☐

$16 - 5 - 3 =$ ☐

$16 - 9 - 4 =$ ☐

$13 - 6 - 4 =$ ☐

$19 - 7 - 3 =$ ☐

$5 + 1 + 2 =$ ☐

$6 - 1 - 3 =$ ☐

$2 + 5 + 7 =$ ☐

$3 + 6 + 7 =$ ☐

$7 + 5 + 6 =$ ☐

$2 + 5 + 5 =$ ☐

$17 - 5 - 9 =$ ☐

$3 + 2 + 1 =$ ☐

$3 + 3 + 9 =$ ☐

$9 - 3 - 6 =$ ☐

$8 + 5 + 9 =$ ☐

$5 + 9 + 9 =$ ☐

$15 - 7 - 7 =$ ☐

$1 + 9 + 7 =$ ☐

$19 - 6 - 6 =$ ☐

$14 - 7 - 2 =$ ☐

$6 + 8 + 3 =$ ☐

$17 - 8 - 4 =$ ☐

$9 - 4 - 3 =$ ☐

$2 + 3 + 6 =$ ☐

$19 - 2 - 3 =$ ☐

$13 - 4 - 1 =$ ☐

$17 - 8 - 0 =$ ☐

$6 - 4 - 2 =$ ☐

$1 + 3 + 2 =$ ☐

$6 - 2 - 3 =$ ☐

$10 - 2 - 2 =$ ☐

$11 - 4 - 6 =$ ☐

$2 + 9 + 9 =$ ☐

$2 + 7 + 9 =$ ☐

$7 + 3 + 5 =$ ☐

$3 + 4 + 2 =$ ☐

$13 - 2 - 3 =$ ☐

$4 + 1 + 1 =$ ☐

$4 - 2 - 1 =$ ☐

$16 - 6 - 8 =$ ☐

$2 + 1 + 1 =$ ☐

$9 - 6 - 1 =$ ☐

$2 + 7 + 5 =$ ☐

$5 + 8 + 6 =$ ☐

$3 + 0 + 6 =$ ☐

$9 + 6 + 3 =$ ☐

$13 - 8 - 5 =$ ☐

$3 + 4 + 4 =$ ☐

$8 - 6 - 1 =$ ☐

$3 + 5 + 3 =$ ☐

● 終了時刻 ☐ 分 ☐ 秒

所要時間 ☐ 分 ☐ 秒

124

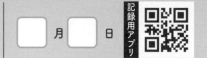

記録用アプリ

月　日

◆ できるだけ速く、次の計算をしましょう。

▶ 開始時刻　分　秒

$9 + 8 + 7 =$

$3 + 7 + 2 =$

$11 - 7 - 2 =$

$19 - 5 - 1 =$

$7 + 6 + 2 =$

$18 - 2 - 7 =$

$19 - 6 - 5 =$

$18 - 7 - 9 =$

$10 - 1 - 5 =$

$9 + 2 + 8 =$

$9 + 6 + 9 =$

$6 + 1 + 5 =$

$15 - 5 - 8 =$

$14 - 6 - 4 =$

$15 - 6 - 7 =$

$17 - 9 - 6 =$

$3 + 5 + 3 =$

$10 - 6 - 4 =$

$9 + 1 + 5 =$

$17 - 2 - 1 =$

$5 + 3 + 6 =$

$6 + 5 + 9 =$

$2 + 7 + 9 =$

$4 + 7 + 2 =$

$19 - 8 - 5 =$

$15 - 4 - 7 =$

$3 + 9 + 1 =$

$19 - 6 - 2 =$

$12 - 2 - 0 =$

$9 - 1 - 6 =$

$5 + 5 + 5 =$

$12 - 8 - 3 =$

$6 + 5 + 6 =$

$1 + 2 + 7 =$

$4 + 1 + 9 =$

$17 - 7 - 5 =$

$5 + 1 + 1 =$

$3 + 6 + 3 =$

$15 - 3 - 2 =$

$6 - 1 - 4 =$

$5 + 3 + 8 =$

$13 - 1 - 7 =$

$16 - 9 - 3 =$

$11 - 2 - 5 =$

$14 - 1 - 8 =$

$5 + 0 + 4 =$

$1 + 2 + 3 =$

$4 + 2 + 5 =$

$4 + 9 + 9 =$

$5 + 5 + 8 =$

$12 - 6 - 2 =$

$18 - 1 - 6 =$

$12 - 5 - 6 =$

$4 + 3 + 9 =$

$14 - 3 - 4 =$

$10 - 4 - 5 =$

$18 - 7 - 2 =$

$3 + 2 + 1 =$

$13 - 9 - 4 =$

$9 - 1 - 0 =$

$1 + 2 + 5 =$

$12 - 2 - 1 =$

$5 + 7 + 3 =$

$1 + 4 + 3 =$

$7 + 2 + 5 =$

$1 + 6 + 9 =$

$18 - 3 - 6 =$

$8 + 9 + 6 =$

$18 - 7 - 1 =$

$2 + 8 + 4 =$

$2 + 5 + 5 =$

$14 - 2 - 9 =$

$5 + 4 + 8 =$

$1 + 7 + 4 =$

$9 + 3 + 2 =$

$14 - 4 - 6 =$

$9 + 5 + 3 =$

$18 - 5 - 6 =$

$9 + 7 + 7 =$

$16 - 2 - 9 =$

$13 - 1 - 5 =$

$9 - 7 - 2 =$

$8 + 2 + 9 =$

$16 - 1 - 2 =$

$16 - 4 - 1 =$

$15 - 9 - 2 =$

$1 + 8 + 6 =$

$5 + 5 + 1 =$

$19 - 1 - 7 =$

$11 - 2 - 7 =$

$7 + 3 + 6 =$

$4 + 8 + 9 =$

$6 + 6 + 8 =$

$15 - 6 - 2 =$

$2 + 8 + 2 =$

$9 + 9 + 7 =$

$19 - 5 - 4 =$

$2 + 7 + 7 =$

$9 + 4 + 0 =$

$16 - 3 - 1 =$

終了時刻 □分 □秒

所要時間 □分 □秒

前頭葉機能検査

Ⅰ　カウンティングテスト

1から120までを声に出してできるだけ速く数えます。

数え終わるまでにかかった時間を計りましょう。

□　秒

Ⅱ　単語記憶テスト

まず、次のことばを、**2分間**で、できるだけたくさん覚えます。

れんげ	うらん	するめ	ねがお	よこく	つがい
はだか	ちしき	にくや	さいふ	なみだ	はしご
あした	きろく	あぶら	あなた	ぎせき	なかみ
おんぶ	たきび	たいこ	うみべ	ぜんご	あつぎ
ぜんや	となり	たにし	どそく	れきし	かいこ

覚えたことばを、裏のページの解答用紙にできるだけたくさん書きます。

2分間で、覚えたことばを、いくつ思い出すことができますか？

第10週

127

Ⅱ 覚えたことばを、**2分間**で ⬡ に書きましょう。

[単語記憶テスト解答欄]

正答数

語

第10週

Ⅲ 別冊13ページの「**ストループテスト**」も忘れずに行いましょう。

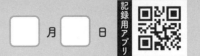

月 □ 日

◆ できるだけ速く、次の計算をしましょう。

▶ 開始時刻 □ 分 □ 秒

$8 + 9 + 6 =$ □

$4 + 7 + 1 =$ □

$14 - 9 - 3 =$ □

$8 + 3 + 9 =$ □

$3 + 1 + 4 =$ □

$7 - 2 - 4 =$ □

$12 - 7 - 2 =$ □

$19 - 7 - 1 =$ □

$4 + 8 + 7 =$ □

$8 - 6 - 2 =$ □

$14 - 6 - 4 =$ □

$9 + 1 + 5 =$ □

$9 - 1 - 0 =$ □

$8 + 2 + 2 =$ □

$14 - 2 - 1 =$ □

$5 - 1 - 2 =$ □

$3 + 8 + 3 =$ □

$9 + 4 + 8 =$ □

$17 - 5 - 3 =$ □

$19 - 1 - 3 =$ □

$14 - 4 - 7 =$ □

$13 - 8 - 1 =$ □

$6 + 3 + 5 =$ □

$7 + 9 + 3 =$ □

$13 - 1 - 5 =$ □

$9 + 0 + 8 =$ □

$9 + 6 + 5 =$ □

$8 + 4 + 3 =$ □

$6 + 9 + 3 =$ □

$10 - 4 - 6 =$ □

$5 + 5 + 1 =$ □

$2 + 2 + 5 =$ □

$15 - 8 - 3 =$ □

$1 + 3 + 1 =$ □

$19 - 2 - 7 =$ □

$13 - 2 - 5 =$ □

$6 + 6 + 3 =$ □

$14 - 2 - 9 =$ □

$4 + 3 + 1 =$ □

$16 - 9 - 5 =$ □

$1 + 3 + 8 =$ □

$16 - 1 - 1 =$ □

$2 + 6 + 7 =$ □

$19 - 3 - 7 =$ □

$7 + 4 + 8 =$ □

$6 + 2 + 9 =$ □

$12 - 4 - 3 =$ □

$3 + 3 + 8 =$ □

$15 - 4 - 6 =$ □

$8 - 3 - 2 =$ □

3 + 5 + 7 =

4 + 2 + 4 =

14 − 4 − 2 =

8 + 6 + 4 =

14 − 1 − 9 =

3 + 8 + 2 =

16 − 1 − 5 =

2 + 9 + 7 =

15 − 7 − 7 =

4 + 1 + 2 =

3 + 2 + 3 =

1 + 1 + 9 =

7 + 2 + 5 =

12 − 8 − 3 =

8 + 4 + 2 =

4 − 2 − 2 =

6 + 3 + 8 =

13 − 8 − 2 =

5 + 3 + 8 =

7 − 4 − 1 =

17 − 0 − 2 =

8 + 4 + 8 =

15 − 8 − 6 =

5 + 2 + 9 =

3 + 6 + 7 =

8 + 6 + 6 =

2 − 1 − 1 =

16 − 3 − 9 =

5 + 1 + 2 =

13 − 4 − 7 =

8 + 1 + 4 =

11 − 3 − 3 =

6 + 8 + 7 =

12 − 1 − 4 =

17 − 9 − 2 =

19 − 4 − 4 =

5 + 8 + 8 =

7 + 1 + 1 =

19 − 3 − 4 =

5 + 9 + 6 =

8 + 8 + 5 =

11 − 3 − 6 =

5 − 2 − 2 =

18 − 4 − 6 =

8 + 2 + 3 =

18 − 4 − 4 =

8 + 4 + 0 =

9 − 5 − 3 =

8 − 3 − 3 =

11 − 3 − 7 =

終了時刻 ☐ 分 ☐ 秒

所要時間 ☐ 分 ☐ 秒

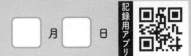

第52日

□月□日　記録用アプリ

◆ できるだけ速く、次の計算をしましょう。

▶ 開始時刻 □分□秒	5 ＋ 3 ＋ 1 ＝ □	16 − 1 − 5 ＝ □
8 ＋ 2 ＋ 3 ＝ □	8 ＋ 8 ＋ 3 ＝ □	5 ＋ 9 ＋ 9 ＝ □
4 ＋ 5 ＋ 1 ＝ □	18 − 7 − 1 ＝ □	14 − 5 − 1 ＝ □
3 ＋ 7 ＋ 4 ＝ □	9 − 6 − 2 ＝ □	18 − 7 − 5 ＝ □
4 ＋ 4 ＋ 8 ＝ □	18 − 0 − 4 ＝ □	6 ＋ 6 ＋ 5 ＝ □
11 − 6 − 4 ＝ □	9 ＋ 6 ＋ 8 ＝ □	4 − 2 − 2 ＝ □
7 ＋ 2 ＋ 6 ＝ □	18 − 7 − 9 ＝ □	4 ＋ 3 ＋ 9 ＝ □
12 − 4 − 1 ＝ □	2 ＋ 5 ＋ 1 ＝ □	13 − 3 − 4 ＝ □
5 − 3 − 1 ＝ □	19 − 4 − 9 ＝ □	17 − 8 − 8 ＝ □
4 ＋ 6 ＋ 4 ＝ □	1 ＋ 7 ＋ 2 ＝ □	11 − 4 − 5 ＝ □
7 ＋ 4 ＋ 1 ＝ □	5 ＋ 3 ＋ 3 ＝ □	5 ＋ 9 ＋ 6 ＝ □
10 − 4 − 3 ＝ □	5 ＋ 7 ＋ 3 ＝ □	14 − 4 − 4 ＝ □
15 − 8 − 5 ＝ □	19 − 4 − 3 ＝ □	12 − 3 − 8 ＝ □
1 ＋ 7 ＋ 7 ＝ □	19 − 2 − 1 ＝ □	17 − 7 − 5 ＝ □
6 ＋ 9 ＋ 2 ＝ □	10 − 2 − 3 ＝ □	2 ＋ 0 ＋ 1 ＝ □
9 − 1 − 1 ＝ □	9 − 1 − 5 ＝ □	6 ＋ 2 ＋ 3 ＝ □
7 ＋ 6 ＋ 3 ＝ □	5 ＋ 1 ＋ 9 ＝ □	6 ＋ 3 ＋ 4 ＝ □

$6 + 9 + 6 =$ ☐

$11 - 7 - 4 =$ ☐

$3 + 4 + 3 =$ ☐

$5 + 7 + 6 =$ ☐

$18 - 3 - 9 =$ ☐

$15 - 2 - 3 =$ ☐

$9 + 4 + 2 =$ ☐

$1 + 5 + 7 =$ ☐

$7 - 1 - 4 =$ ☐

$19 - 2 - 4 =$ ☐

$2 + 4 + 7 =$ ☐

$18 - 1 - 2 =$ ☐

$1 + 2 + 1 =$ ☐

$1 + 4 + 3 =$ ☐

$2 + 5 + 6 =$ ☐

$13 - 2 - 2 =$ ☐

$2 + 9 + 5 =$ ☐

$12 - 5 - 7 =$ ☐

$3 + 1 + 2 =$ ☐

$10 - 5 - 1 =$ ☐

$8 + 7 + 3 =$ ☐

$17 - 5 - 3 =$ ☐

$8 + 5 + 8 =$ ☐

$16 - 9 - 1 =$ ☐

$16 - 2 - 6 =$ ☐

$1 + 7 + 9 =$ ☐

$19 - 2 - 6 =$ ☐

$13 - 6 - 6 =$ ☐

$19 - 2 - 9 =$ ☐

$16 - 5 - 7 =$ ☐

$5 + 5 + 7 =$ ☐

$12 - 5 - 4 =$ ☐

$4 + 3 + 8 =$ ☐

$3 + 5 + 8 =$ ☐

$1 + 1 + 3 =$ ☐

$11 - 7 - 1 =$ ☐

$14 - 1 - 7 =$ ☐

$12 - 8 - 2 =$ ☐

$4 + 7 + 3 =$ ☐

$18 - 3 - 8 =$ ☐

$9 + 7 + 2 =$ ☐

$17 - 0 - 6 =$ ☐

$10 - 1 - 4 =$ ☐

$3 + 7 + 6 =$ ☐

$7 + 0 + 1 =$ ☐

$3 + 7 + 2 =$ ☐

$4 - 2 - 1 =$ ☐

$4 + 3 + 7 =$ ☐

$6 + 9 + 4 =$ ☐

$14 - 9 - 1 =$ ☐

● 終了時刻 ☐ 分 ☐ 秒

所要時間 ☐ 分 ☐ 秒

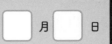

月 日

◆ できるだけ速く、次の計算をしましょう。

▶ 開始時刻 　分　秒

$4 + 5 + 7 =$

$13 - 4 - 6 =$

$6 + 5 + 6 =$

$9 + 4 + 1 =$

$3 + 5 + 5 =$

$1 + 6 + 3 =$

$14 - 3 - 8 =$

$10 - 6 - 4 =$

$9 - 2 - 1 =$

$1 + 1 + 6 =$

$6 + 2 + 7 =$

$7 + 5 + 2 =$

$14 - 3 - 6 =$

$6 - 0 - 2 =$

$13 - 5 - 4 =$

$9 + 4 + 5 =$

$4 + 6 + 5 =$

$17 - 7 - 8 =$

$3 + 9 + 1 =$

$6 + 7 + 3 =$

$4 + 9 + 8 =$

$2 + 9 + 4 =$

$18 - 4 - 3 =$

$19 - 5 - 7 =$

$15 - 1 - 2 =$

$7 + 1 + 6 =$

$18 - 7 - 5 =$

$8 + 1 + 6 =$

$18 - 6 - 5 =$

$16 - 6 - 6 =$

$12 - 4 - 7 =$

$15 - 7 - 3 =$

$1 + 9 + 8 =$

$10 - 8 - 1 =$

$6 + 0 + 4 =$

$7 + 8 + 1 =$

$3 + 7 + 8 =$

$3 + 3 + 7 =$

$18 - 5 - 7 =$

$19 - 4 - 4 =$

$7 + 9 + 8 =$

$19 - 2 - 4 =$

$9 + 7 + 3 =$

$11 - 1 - 8 =$

$4 + 3 + 3 =$

$6 + 8 + 5 =$

$17 - 4 - 4 =$

$8 - 5 - 1 =$

$17 - 6 - 7 =$

$9 - 1 - 5 =$

3 + 9 + 4 = ☐   5 + 2 + 1 = ☐   17 − 5 − 5 = ☐

9 − 6 − 3 = ☐   6 + 3 + 3 = ☐   8 − 1 − 3 = ☐

13 − 3 − 6 = ☐   19 − 6 − 1 = ☐   7 + 2 + 8 = ☐

18 − 9 − 3 = ☐   9 − 3 − 0 = ☐   9 + 3 + 6 = ☐

8 + 8 + 1 = ☐   14 − 5 − 7 = ☐   17 − 5 − 9 = ☐

9 + 5 + 1 = ☐   2 + 8 + 5 = ☐   4 + 7 + 4 = ☐

7 + 6 + 8 = ☐   4 + 2 + 7 = ☐   4 + 3 + 8 = ☐

16 − 3 − 7 = ☐   17 − 2 − 9 = ☐   15 − 5 − 8 = ☐

3 + 3 + 6 = ☐   13 − 7 − 2 = ☐   2 + 6 + 6 = ☐

8 − 1 − 4 = ☐   5 + 7 + 1 = ☐   5 + 4 + 7 = ☐

7 + 3 + 3 = ☐   17 − 1 − 7 = ☐   1 + 9 + 1 = ☐

7 + 9 + 7 = ☐   8 − 2 − 2 = ☐   15 − 6 − 5 = ☐

19 − 8 − 4 = ☐   3 + 4 + 8 = ☐   14 − 7 − 4 = ☐

17 − 4 − 6 = ☐   19 − 6 − 8 = ☐   7 + 2 + 0 = ☐

9 + 1 + 8 = ☐   6 + 5 + 3 = ☐   18 − 1 − 2 = ☐

15 − 9 − 3 = ☐   12 − 3 − 3 = ☐   6 + 6 + 5 = ☐

9 + 7 + 8 = ☐   10 − 3 − 2 = ☐

● 終了時刻 ☐ 分 ☐ 秒

所要時間 ☐ 分 ☐ 秒

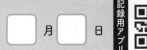

◆ できるだけ速く、次の計算をしましょう。

▶ 開始時刻 [　]分[　]秒

3 + 1 + 1 = [　]

10 − 2 − 2 = [　]

13 − 8 − 1 = [　]

7 + 5 + 5 = [　]

7 + 2 + 7 = [　]

4 + 2 + 7 = [　]

14 − 1 − 2 = [　]

18 − 2 − 8 = [　]

9 + 8 + 1 = [　]

7 + 1 + 7 = [　]

7 + 6 + 2 = [　]

14 − 5 − 0 = [　]

17 − 9 − 1 = [　]

1 + 4 + 4 = [　]

3 + 4 + 3 = [　]

15 − 5 − 8 = [　]

6 − 3 − 1 = [　]

8 + 3 + 7 = [　]

16 − 2 − 7 = [　]

17 − 3 − 9 = [　]

3 + 8 + 9 = [　]

10 − 1 − 4 = [　]

10 − 4 − 3 = [　]

9 + 7 + 7 = [　]

12 − 3 − 6 = [　]

12 − 7 − 3 = [　]

8 + 4 + 5 = [　]

9 + 4 + 4 = [　]

8 + 2 + 1 = [　]

2 + 4 + 3 = [　]

16 − 9 − 4 = [　]

8 + 8 + 4 = [　]

3 + 6 + 1 = [　]

4 + 5 + 3 = [　]

10 − 6 − 1 = [　]

13 − 4 − 5 = [　]

10 − 3 − 7 = [　]

17 − 5 − 8 = [　]

4 + 0 + 4 = [　]

6 − 2 − 1 = [　]

12 − 1 − 2 = [　]

4 + 8 + 4 = [　]

4 + 9 + 4 = [　]

10 − 8 − 2 = [　]

8 − 2 − 3 = [　]

8 − 1 − 2 = [　]

5 + 8 + 1 = [　]

17 − 5 − 3 = [　]

8 + 2 + 6 = [　]

7 + 5 + 3 = [　]

$8 + 5 + 3 = \boxed{}$

$7 + 1 + 1 = \boxed{}$

$18 - 9 - 2 = \boxed{}$

$7 + 2 + 9 = \boxed{}$

$7 + 1 + 8 = \boxed{}$

$2 + 9 + 4 = \boxed{}$

$18 - 5 - 6 = \boxed{}$

$6 + 7 + 9 = \boxed{}$

$2 + 3 + 3 = \boxed{}$

$9 - 4 - 1 = \boxed{}$

$5 + 4 + 4 = \boxed{}$

$18 - 7 - 7 = \boxed{}$

$8 + 2 + 3 = \boxed{}$

$12 - 3 - 9 = \boxed{}$

$10 - 1 - 6 = \boxed{}$

$19 - 7 - 6 = \boxed{}$

$2 + 3 + 2 = \boxed{}$

$4 + 1 + 3 = \boxed{}$

$4 + 1 + 6 = \boxed{}$

$16 - 4 - 4 = \boxed{}$

$14 - 4 - 2 = \boxed{}$

$2 + 5 + 7 = \boxed{}$

$14 - 1 - 0 = \boxed{}$

$5 - 4 - 1 = \boxed{}$

$10 - 6 - 3 = \boxed{}$

$9 + 7 + 8 = \boxed{}$

$17 - 4 - 2 = \boxed{}$

$5 + 7 + 5 = \boxed{}$

$14 - 1 - 8 = \boxed{}$

$17 - 1 - 6 = \boxed{}$

$16 - 8 - 6 = \boxed{}$

$16 - 6 - 6 = \boxed{}$

$1 + 7 + 3 = \boxed{}$

$4 + 4 + 7 = \boxed{}$

$14 - 7 - 5 = \boxed{}$

$14 - 4 - 7 = \boxed{}$

$6 + 5 + 6 = \boxed{}$

$6 + 2 + 2 = \boxed{}$

$6 + 9 + 3 = \boxed{}$

$7 + 6 + 0 = \boxed{}$

$19 - 4 - 2 = \boxed{}$

$18 - 7 - 9 = \boxed{}$

$3 + 7 + 9 = \boxed{}$

$16 - 2 - 5 = \boxed{}$

$17 - 8 - 8 = \boxed{}$

$18 - 1 - 5 = \boxed{}$

$4 - 1 - 2 = \boxed{}$

$5 + 6 + 9 = \boxed{}$

$3 + 9 + 7 = \boxed{}$

$4 + 2 + 2 = \boxed{}$

終了時刻 ☐ 分 ☐ 秒

所要時間 ☐ 分 ☐ 秒

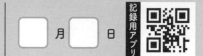

月　日

◆ できるだけ速く、次の計算をしましょう。

▶ 開始時刻 ☐ 分 ☐ 秒

$1 + 7 + 2 =$ ☐　　$12 - 5 - 5 =$ ☐

$5 + 9 + 3 =$ ☐　　$5 + 6 + 7 =$ ☐　　$3 + 8 + 7 =$ ☐

$17 - 8 - 6 =$ ☐　　$17 - 6 - 3 =$ ☐　　$7 - 3 - 2 =$ ☐

$8 + 1 + 2 =$ ☐　　$11 - 8 - 2 =$ ☐　　$3 + 1 + 4 =$ ☐

$17 - 9 - 3 =$ ☐　　$4 + 6 + 8 =$ ☐　　$19 - 3 - 5 =$ ☐

$12 - 3 - 1 =$ ☐　　$18 - 3 - 1 =$ ☐　　$8 + 3 + 0 =$ ☐

$1 + 4 + 2 =$ ☐　　$7 + 2 + 1 =$ ☐　　$8 + 8 + 4 =$ ☐

$5 - 2 - 2 =$ ☐　　$12 - 6 - 4 =$ ☐　　$18 - 5 - 1 =$ ☐

$13 - 1 - 4 =$ ☐　　$3 + 8 + 9 =$ ☐　　$6 - 4 - 1 =$ ☐

$7 + 8 + 7 =$ ☐　　$1 + 8 + 1 =$ ☐　　$14 - 3 - 5 =$ ☐

$17 - 6 - 9 =$ ☐　　$2 + 4 + 5 =$ ☐　　$17 - 5 - 4 =$ ☐

$10 - 3 - 4 =$ ☐　　$8 + 2 + 6 =$ ☐　　$2 + 7 + 9 =$ ☐

$9 + 4 + 4 =$ ☐　　$8 - 0 - 3 =$ ☐　　$9 + 9 + 7 =$ ☐

$5 + 1 + 1 =$ ☐　　$8 + 5 + 7 =$ ☐　　$7 - 2 - 3 =$ ☐

$8 + 2 + 3 =$ ☐　　$4 + 1 + 1 =$ ☐　　$16 - 4 - 6 =$ ☐

$7 + 6 + 2 =$ ☐　　$18 - 3 - 5 =$ ☐　　$17 - 4 - 5 =$ ☐

$8 + 1 + 1 =$ ☐　　$11 - 1 - 2 =$ ☐　　$15 - 1 - 5 =$ ☐

7 ＋ 1 ＋ 7 ＝ ☐   3 ＋ 7 ＋ 9 ＝ ☐   13 － 7 － 4 ＝ ☐

1 ＋ 1 ＋ 3 ＝ ☐   8 ＋ 8 ＋ 2 ＝ ☐   5 ＋ 5 ＋ 7 ＝ ☐

2 ＋ 2 ＋ 6 ＝ ☐   15 － 1 － 7 ＝ ☐   9 ＋ 8 ＋ 5 ＝ ☐

10 － 2 － 2 ＝ ☐   6 ＋ 9 ＋ 2 ＝ ☐   12 － 6 － 5 ＝ ☐

12 － 8 － 2 ＝ ☐   14 － 6 － 4 ＝ ☐   8 － 6 － 2 ＝ ☐

16 － 4 － 0 ＝ ☐   9 ＋ 2 ＋ 3 ＝ ☐   14 － 2 － 7 ＝ ☐

12 － 3 － 3 ＝ ☐   4 ＋ 8 ＋ 7 ＝ ☐   8 ＋ 5 ＋ 2 ＝ ☐

1 ＋ 9 ＋ 9 ＝ ☐   16 － 1 － 4 ＝ ☐   4 ＋ 5 ＋ 4 ＝ ☐

15 － 6 － 2 ＝ ☐   11 － 3 － 1 ＝ ☐   18 － 8 － 6 ＝ ☐

2 ＋ 6 ＋ 3 ＝ ☐   8 ＋ 6 ＋ 1 ＝ ☐   16 － 4 － 8 ＝ ☐

2 ＋ 7 ＋ 8 ＝ ☐   19 － 7 － 1 ＝ ☐   4 ＋ 1 ＋ 8 ＝ ☐

6 － 3 － 2 ＝ ☐   3 ＋ 4 ＋ 7 ＝ ☐   7 ＋ 8 ＋ 6 ＝ ☐

5 ＋ 4 ＋ 3 ＝ ☐   19 － 5 － 1 ＝ ☐   10 － 1 － 2 ＝ ☐

16 － 5 － 1 ＝ ☐   14 － 1 － 3 ＝ ☐   18 － 6 － 3 ＝ ☐

8 ＋ 4 ＋ 1 ＝ ☐   5 ＋ 7 ＋ 8 ＝ ☐   5 ＋ 0 ＋ 3 ＝ ☐

13 － 8 － 5 ＝ ☐   4 ＋ 2 ＋ 8 ＝ ☐   17 － 4 － 7 ＝ ☐

6 ＋ 3 ＋ 6 ＝ ☐   12 － 6 － 6 ＝ ☐

● 終了時刻 ☐ 分 ☐ 秒

所要時間 ☐ 分 ☐ 秒

第11週　前頭葉機能検査

☐月☐日

Ⅰ　カウンティングテスト

1から120までを声に出してできるだけ速く数えます。
数え終わるまでにかかった時間を計りましょう。

☐秒

Ⅱ　単語記憶テスト

まず、次のことばを、**2分間**で、できるだけたくさん覚えます。

しかけ	えくぼ	ぬいめ	ほさき	めだる	おとな
かえる	つきよ	のぞみ	はんし	むてき	てんと
すいじ	いちご	むかで	じょし	けんか	つつみ
ことり	えぼし	ていき	さかな	おうむ	もくじ
ほうじ	しばい	あゆみ	じぶん	あんこ	ふうう

覚えたことばを、裏のページの解答用紙にできるだけたくさん書きます。
2分間で、覚えたことばを、いくつ思い出すことができますか？

Ⅱ 覚えたことばを、**2分間**で ☐ に書きましょう。

〔 単語記憶テスト解答欄 〕

正答数

☐ 語

Ⅲ 別冊14ページの「**ストループテスト**」も忘れずに行いましょう。

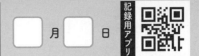

月　　日

◆ できるだけ速く、次の計算をしましょう。

▶ 開始時刻 □分 □秒

8 + 6 + 6 =

6 + 3 + 7 =

17 − 8 − 1 =

1 + 0 + 4 =

14 − 0 − 5 =

15 − 4 − 8 =

13 − 2 − 6 =

8 + 4 + 3 =

13 − 7 − 5 =

19 − 9 − 2 =

11 − 5 − 5 =

9 + 6 + 1 =

5 − 2 − 1 =

9 + 9 + 5 =

17 − 6 − 2 =

11 − 2 − 4 =

3 + 8 + 3 =

1 + 1 + 6 =

3 + 4 + 1 =

10 − 2 − 8 =

5 + 7 + 9 =

7 + 1 + 6 =

7 + 8 + 7 =

12 − 7 − 1 =

15 − 4 − 4 =

13 − 1 − 5 =

3 + 6 + 9 =

9 + 2 + 2 =

7 − 1 − 1 =

5 + 5 + 7 =

7 + 5 + 7 =

4 + 2 + 9 =

16 − 3 − 2 =

9 + 5 + 7 =

11 − 5 − 2 =

5 + 2 + 2 =

16 − 3 − 1 =

8 + 6 + 1 =

18 − 9 − 7 =

7 + 6 + 5 =

19 − 6 − 9 =

15 − 8 − 3 =

14 − 5 − 6 =

18 − 5 − 7 =

7 + 3 + 6 =

19 − 4 − 9 =

4 + 9 + 7 =

17 − 2 − 4 =

4 + 9 + 1 =

3 + 2 + 7 =

$17 - 4 - 7 =$ ⬜　　$11 - 7 - 4 =$ ⬜　　$4 + 8 + 4 =$ ⬜

$1 + 6 + 4 =$ ⬜　　$1 + 8 + 4 =$ ⬜　　$19 - 4 - 4 =$ ⬜

$18 - 9 - 2 =$ ⬜　　$18 - 1 - 3 =$ ⬜　　$14 - 3 - 3 =$ ⬜

$13 - 9 - 4 =$ ⬜　　$16 - 6 - 8 =$ ⬜　　$3 + 8 + 6 =$ ⬜

$3 + 7 + 3 =$ ⬜　　$7 + 9 + 6 =$ ⬜　　$19 - 3 - 5 =$ ⬜

$8 + 9 + 6 =$ ⬜　　$16 - 5 - 5 =$ ⬜　　$2 + 5 + 7 =$ ⬜

$4 + 5 + 3 =$ ⬜　　$5 + 7 + 5 =$ ⬜　　$9 + 4 + 7 =$ ⬜

$11 - 2 - 7 =$ ⬜　　$6 + 8 + 8 =$ ⬜　　$18 - 9 - 3 =$ ⬜

$9 + 2 + 5 =$ ⬜　　$17 - 6 - 3 =$ ⬜　　$6 + 2 + 7 =$ ⬜

$1 + 4 + 5 =$ ⬜　　$8 - 7 - 1 =$ ⬜　　$16 - 7 - 4 =$ ⬜

$4 + 2 + 0 =$ ⬜　　$8 + 2 + 5 =$ ⬜　　$1 + 1 + 7 =$ ⬜

$19 - 6 - 0 =$ ⬜　　$2 + 5 + 2 =$ ⬜　　$12 - 2 - 1 =$ ⬜

$7 - 5 - 1 =$ ⬜　　$3 + 5 + 8 =$ ⬜　　$16 - 9 - 4 =$ ⬜

$16 - 7 - 7 =$ ⬜　　$17 - 7 - 1 =$ ⬜　　$19 - 5 - 4 =$ ⬜

$13 - 5 - 5 =$ ⬜　　$2 + 4 + 4 =$ ⬜　　$5 + 4 + 4 =$ ⬜

$1 + 7 + 3 =$ ⬜　　$19 - 4 - 6 =$ ⬜　　$1 + 3 + 3 =$ ⬜

$17 - 9 - 7 =$ ⬜　　$2 + 6 + 9 =$ ⬜

■ 終了時刻 ⬜ 分 ⬜ 秒

所要時間 ⬜ 分 ⬜ 秒

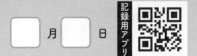

月　日

◆ できるだけ速く、次の計算をしましょう。

▶ 開始時刻 ☐ 分 ☐ 秒

$13 - 8 - 3 =$ ☐　　$10 - 3 - 1 =$ ☐　　$15 - 7 - 6 =$ ☐

$10 - 1 - 6 =$ ☐　　$3 + 8 + 5 =$ ☐　　$2 + 3 + 3 =$ ☐

$6 + 8 + 1 =$ ☐　　$5 + 5 + 1 =$ ☐　　$3 + 8 + 8 =$ ☐

$11 - 0 - 2 =$ ☐　　$5 + 2 + 1 =$ ☐　　$1 + 9 + 9 =$ ☐

$3 + 6 + 7 =$ ☐　　$7 - 1 - 4 =$ ☐　　$7 + 2 + 9 =$ ☐

$13 - 2 - 4 =$ ☐　　$15 - 3 - 1 =$ ☐　　$10 - 8 - 2 =$ ☐

$6 + 5 + 9 =$ ☐　　$18 - 4 - 7 =$ ☐　　$16 - 7 - 4 =$ ☐

$12 - 2 - 4 =$ ☐　　$11 - 4 - 4 =$ ☐　　$2 + 5 + 4 =$ ☐

$2 + 0 + 9 =$ ☐　　$4 + 1 + 4 =$ ☐　　$15 - 5 - 3 =$ ☐

$11 - 1 - 4 =$ ☐　　$3 + 5 + 9 =$ ☐　　$14 - 7 - 2 =$ ☐

$12 - 4 - 3 =$ ☐　　$12 - 4 - 6 =$ ☐　　$5 + 6 + 3 =$ ☐

$7 + 6 + 3 =$ ☐　　$15 - 4 - 9 =$ ☐　　$6 + 7 + 2 =$ ☐

$18 - 4 - 6 =$ ☐　　$4 + 9 + 8 =$ ☐　　$15 - 5 - 9 =$ ☐

$4 + 1 + 5 =$ ☐　　$5 + 9 + 9 =$ ☐　　$8 + 3 + 2 =$ ☐

$3 + 1 + 7 =$ ☐　　$8 - 1 - 1 =$ ☐　　$8 + 6 + 4 =$ ☐

$2 + 1 + 9 =$ ☐　　$9 - 3 - 3 =$ ☐　　$15 - 2 - 9 =$ ☐

　　　　　　　　　$3 + 2 + 8 =$ ☐　　$13 - 1 - 9 =$ ☐

15 − 4 − 8 = ☐   15 − 8 − 3 = ☐   3 + 4 + 2 = ☐

5 + 4 + 3 = ☐   18 − 8 − 2 = ☐   1 + 1 + 1 = ☐

11 − 5 − 5 = ☐   14 − 6 − 1 = ☐   4 + 5 + 5 = ☐

6 − 2 − 4 = ☐   8 + 7 + 5 = ☐   9 + 4 + 6 = ☐

15 − 6 − 6 = ☐   5 + 6 + 0 = ☐   5 − 3 − 2 = ☐

4 + 6 + 2 = ☐   8 − 2 − 5 = ☐   9 + 2 + 3 = ☐

5 + 2 + 5 = ☐   16 − 4 − 4 = ☐   13 − 2 − 2 = ☐

18 − 5 − 2 = ☐   6 + 9 + 2 = ☐   6 + 6 + 7 = ☐

4 + 2 + 1 = ☐   6 + 5 + 1 = ☐   14 − 8 − 5 = ☐

19 − 2 − 3 = ☐   11 − 4 − 3 = ☐   2 + 7 + 8 = ☐

17 − 3 − 7 = ☐   6 + 3 + 1 = ☐   2 + 6 + 5 = ☐

13 − 5 − 7 = ☐   17 − 8 − 9 = ☐   15 − 7 − 2 = ☐

1 + 2 + 5 = ☐   15 − 5 − 8 = ☐   9 + 3 + 8 = ☐

15 − 4 − 2 = ☐   6 − 2 − 0 = ☐   8 + 7 + 1 = ☐

17 − 2 − 2 = ☐   9 + 4 + 5 = ☐   1 + 9 + 3 = ☐

5 + 9 + 6 = ☐   8 + 8 + 9 = ☐   2 + 8 + 6 = ☐

16 − 3 − 8 = ☐   12 − 3 − 7 = ☐

● 終了時刻 ☐ 分 ☐ 秒

所要時間 ☐ 分 ☐ 秒

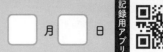
◆ できるだけ速く、次の計算をしましょう。

▶ 開始時刻 ☐ 分 ☐ 秒

13 − 8 − 1 = ☐　　13 − 3 − 1 = ☐

13 − 2 − 9 = ☐　　10 − 5 − 1 = ☐　　19 − 3 − 5 = ☐

13 − 4 − 8 = ☐　　12 − 4 − 7 = ☐　　13 − 9 − 2 = ☐

2 + 8 + 9 = ☐　　14 − 7 − 1 = ☐　　7 + 7 + 9 = ☐

17 − 0 − 3 = ☐　　3 + 7 + 5 = ☐　　17 − 7 − 5 = ☐

2 + 1 + 8 = ☐　　2 + 1 + 6 = ☐　　8 + 6 + 1 = ☐

8 + 1 + 5 = ☐　　9 + 1 + 2 = ☐　　6 + 7 + 6 = ☐

10 − 3 − 3 = ☐　　14 − 2 − 3 = ☐　　8 + 1 + 2 = ☐

8 + 6 + 6 = ☐　　13 − 1 − 4 = ☐　　8 + 9 + 5 = ☐

5 + 7 + 7 = ☐　　15 − 1 − 8 = ☐　　12 − 1 − 3 = ☐

17 − 4 − 3 = ☐　　5 + 4 + 7 = ☐　　16 − 2 − 6 = ☐

6 + 4 + 1 = ☐　　12 − 3 − 6 = ☐　　6 + 8 + 5 = ☐

4 + 9 + 7 = ☐　　5 + 6 + 5 = ☐　　8 + 2 + 2 = ☐

6 + 0 + 8 = ☐　　12 − 8 − 1 = ☐　　19 − 3 − 8 = ☐

19 − 4 − 9 = ☐　　11 − 4 − 5 = ☐　　2 + 1 + 7 = ☐

14 − 6 − 2 = ☐　　12 − 2 − 9 = ☐　　2 + 3 + 7 = ☐

7 + 3 + 1 = ☐　　6 + 7 + 1 = ☐　　6 + 3 + 6 = ☐

$17 - 8 - 4 =$ ☐

$3 + 2 + 3 =$ ☐

$6 + 7 + 8 =$ ☐

$2 + 1 + 4 =$ ☐

$10 - 2 - 3 =$ ☐

$9 + 4 + 3 =$ ☐

$16 - 1 - 5 =$ ☐

$7 + 2 + 6 =$ ☐

$1 + 5 + 9 =$ ☐

$5 + 3 + 3 =$ ☐

$8 - 3 - 1 =$ ☐

$13 - 3 - 8 =$ ☐

$10 - 2 - 2 =$ ☐

$17 - 3 - 2 =$ ☐

$6 + 1 + 7 =$ ☐

$2 + 3 + 8 =$ ☐

$5 + 7 + 6 =$ ☐

$15 - 4 - 1 =$ ☐

$17 - 3 - 9 =$ ☐

$5 + 7 + 5 =$ ☐

$2 + 1 + 3 =$ ☐

$17 - 6 - 2 =$ ☐

$16 - 4 - 8 =$ ☐

$14 - 1 - 4 =$ ☐

$19 - 4 - 5 =$ ☐

$5 + 4 + 2 =$ ☐

$7 + 5 + 4 =$ ☐

$9 + 1 + 3 =$ ☐

$6 + 2 + 0 =$ ☐

$13 - 1 - 1 =$ ☐

$17 - 7 - 7 =$ ☐

$1 + 6 + 3 =$ ☐

$3 + 3 + 2 =$ ☐

$1 + 9 + 7 =$ ☐

$9 + 2 + 6 =$ ☐

$10 - 5 - 2 =$ ☐

$12 - 3 - 1 =$ ☐

$19 - 4 - 3 =$ ☐

$16 - 1 - 1 =$ ☐

$2 + 6 + 4 =$ ☐

$3 + 7 + 8 =$ ☐

$14 - 6 - 7 =$ ☐

$9 + 8 + 2 =$ ☐

$3 + 9 + 4 =$ ☐

$14 - 1 - 8 =$ ☐

$13 - 4 - 3 =$ ☐

$7 + 8 + 7 =$ ☐

$19 - 1 - 0 =$ ☐

$19 - 4 - 7 =$ ☐

$14 - 5 - 2 =$ ☐

● 終了時刻 ☐ 分 ☐ 秒

所要時間 ☐ 分 ☐ 秒

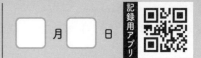

◆ できるだけ速く、次の計算をしましょう。

▶ 開始時刻 □ 分 □ 秒

4 + 4 + 7 = □	13 − 2 − 2 = □	15 − 7 − 6 = □
18 − 4 − 4 = □	3 + 8 + 6 = □	5 + 3 + 6 = □
17 − 8 − 9 = □	19 − 7 − 5 = □	13 − 5 − 6 = □
18 − 1 − 3 = □	1 + 3 + 3 = □	5 + 9 + 9 = □
1 + 7 + 9 = □	14 − 8 − 5 = □	15 − 2 − 6 = □
19 − 5 − 7 = □	11 − 3 − 1 = □	1 + 8 + 3 = □
5 + 1 + 2 = □	15 − 8 − 7 = □	7 + 7 + 4 = □
7 + 9 + 4 = □	12 − 0 − 4 = □	8 + 4 + 9 = □
4 + 6 + 6 = □	3 + 6 + 4 = □	2 + 1 + 6 = □
8 + 2 + 2 = □	5 + 3 + 4 = □	16 − 1 − 7 = □
8 − 1 − 6 = □	4 + 0 + 5 = □	16 − 3 − 3 = □
1 + 1 + 8 = □	9 + 3 + 9 = □	19 − 5 − 4 = □
7 + 2 + 5 = □	11 − 5 − 2 = □	8 + 1 + 8 = □
5 + 2 + 7 = □	19 − 2 − 7 = □	1 + 9 + 4 = □
17 − 9 − 4 = □	9 + 7 + 6 = □	12 − 6 − 6 = □
8 − 2 − 2 = □	8 + 1 + 2 = □	10 − 7 − 1 = □
	17 − 1 − 3 = □	12 − 7 − 4 = □

$4 + 9 + 4 =$ ☐

$6 + 6 + 8 =$ ☐

$2 + 2 + 3 =$ ☐

$4 + 7 + 6 =$ ☐

$13 - 4 - 8 =$ ☐

$18 - 7 - 5 =$ ☐

$4 + 8 + 2 =$ ☐

$18 - 9 - 1 =$ ☐

$18 - 4 - 2 =$ ☐

$8 + 3 + 2 =$ ☐

$17 - 4 - 6 =$ ☐

$6 + 9 + 5 =$ ☐

$14 - 8 - 2 =$ ☐

$17 - 9 - 1 =$ ☐

$6 + 3 + 9 =$ ☐

$16 - 2 - 6 =$ ☐

$12 - 8 - 4 =$ ☐

$14 - 3 - 2 =$ ☐

$3 + 8 + 4 =$ ☐

$11 - 8 - 1 =$ ☐

$19 - 2 - 4 =$ ☐

$5 + 3 + 3 =$ ☐

$9 + 1 + 6 =$ ☐

$9 + 9 + 4 =$ ☐

$14 - 9 - 5 =$ ☐

$13 - 7 - 3 =$ ☐

$1 + 6 + 6 =$ ☐

$6 + 1 + 1 =$ ☐

$7 + 5 + 1 =$ ☐

$4 + 7 + 4 =$ ☐

$9 - 1 - 5 =$ ☐

$3 + 5 + 7 =$ ☐

$16 - 6 - 7 =$ ☐

$2 + 5 + 1 =$ ☐

$9 - 4 - 2 =$ ☐

$1 + 3 + 5 =$ ☐

$8 + 9 + 6 =$ ☐

$14 - 9 - 1 =$ ☐

$1 + 8 + 9 =$ ☐

$4 + 5 + 6 =$ ☐

$12 - 4 - 1 =$ ☐

$8 - 0 - 3 =$ ☐

$18 - 5 - 1 =$ ☐

$14 - 7 - 1 =$ ☐

$9 + 2 + 6 =$ ☐

$4 + 1 + 7 =$ ☐

$18 - 6 - 7 =$ ☐

$14 - 8 - 6 =$ ☐

$2 + 0 + 6 =$ ☐

$10 - 5 - 4 =$ ☐

● 終了時刻 ☐ 分 ☐ 秒

所要時間 ☐ 分 ☐ 秒

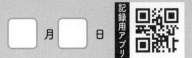

◆ できるだけ速く、次の計算をしましょう。

▶ 開始時刻　□分　□秒

1 + 7 + 8 = □　　5 + 1 + 9 = □　　19 − 0 − 9 = □

14 − 4 − 2 = □　　14 − 3 − 1 = □　　16 − 3 − 7 = □

14 − 7 − 2 = □　　4 + 8 + 8 = □　　4 + 2 + 4 = □

15 − 5 − 1 = □　　3 + 3 + 9 = □　　8 + 5 + 8 = □

7 − 1 − 4 = □　　12 − 5 − 6 = □　　11 − 4 − 5 = □

5 + 7 + 6 = □　　6 + 1 + 5 = □　　15 − 5 − 3 = □

5 + 1 + 7 = □　　5 + 5 + 0 = □　　8 + 3 + 2 = □

10 − 2 − 3 = □　　3 + 9 + 3 = □　　4 + 3 + 4 = □

12 − 3 − 7 = □　　11 − 8 − 1 = □　　1 + 7 + 3 = □

15 − 5 − 9 = □　　3 + 2 + 3 = □　　11 − 5 − 5 = □

14 − 6 − 2 = □　　13 − 6 − 6 = □　　5 + 2 + 3 = □

4 + 3 + 7 = □　　1 + 4 + 7 = □　　16 − 5 − 6 = □

7 − 1 − 3 = □　　6 + 1 + 8 = □　　4 + 6 + 4 = □

6 + 5 + 8 = □　　14 − 4 − 3 = □　　2 + 2 + 1 = □

17 − 6 − 6 = □　　8 + 8 + 6 = □　　18 − 1 − 6 = □

17 − 9 − 6 = □　　7 + 3 + 7 = □　　10 − 2 − 4 = □

　　　　　　　　17 − 5 − 9 = □　　8 + 5 + 1 = □

$9 + 4 + 9 =$ ☐ $7 - 2 - 5 =$ ☐ $9 + 3 + 7 =$ ☐

$12 - 7 - 5 =$ ☐ $7 + 8 + 6 =$ ☐ $6 + 8 + 6 =$ ☐

$9 + 9 + 6 =$ ☐ $7 + 8 + 3 =$ ☐ $13 - 3 - 3 =$ ☐

$16 - 9 - 7 =$ ☐ $11 - 7 - 2 =$ ☐ $14 - 4 - 4 =$ ☐

$5 - 3 - 2 =$ ☐ $9 - 1 - 2 =$ ☐ $15 - 4 - 1 =$ ☐

$14 - 4 - 9 =$ ☐ $8 + 2 + 7 =$ ☐ $1 + 4 + 0 =$ ☐

$2 + 6 + 8 =$ ☐ $6 + 4 + 5 =$ ☐ $18 - 4 - 9 =$ ☐

$2 + 5 + 1 =$ ☐ $17 - 6 - 3 =$ ☐ $5 + 3 + 6 =$ ☐

$8 - 3 - 3 =$ ☐ $8 + 4 + 6 =$ ☐ $9 + 6 + 8 =$ ☐

$10 - 2 - 7 =$ ☐ $1 + 8 + 7 =$ ☐ $7 + 9 + 6 =$ ☐

$13 - 8 - 4 =$ ☐ $15 - 9 - 1 =$ ☐ $4 + 7 + 8 =$ ☐

$4 + 9 + 3 =$ ☐ $11 - 7 - 4 =$ ☐ $14 - 1 - 9 =$ ☐

$5 + 9 + 5 =$ ☐ $9 + 3 + 3 =$ ☐ $11 - 6 - 5 =$ ☐

$5 + 2 + 2 =$ ☐ $5 + 3 + 3 =$ ☐ $4 + 9 + 5 =$ ☐

$15 - 8 - 7 =$ ☐ $9 - 2 - 7 =$ ☐ $7 + 8 + 5 =$ ☐

$19 - 0 - 4 =$ ☐ $1 + 6 + 9 =$ ☐ $11 - 2 - 4 =$ ☐

$10 - 2 - 6 =$ ☐ $15 - 6 - 5 =$ ☐

● 終了時刻 ☐ 分 ☐ 秒

所要時間 ☐ 分 ☐ 秒

川島隆太教授の毎日楽しむ大人のドリル　脳を鍛える「計算」60日 ④

2021年12月22日　第1版1刷発行

著者	川島隆太
発行人	志村直人
発行所	株式会社くもん出版
	〒108-8617　東京都港区高輪 4-10-18
	京急第1ビル13F
	代表　　　　03-6836-0301
	営業直通　　03-6836-0305
	編集直通　　03-6836-0317
印刷・製本	凸版印刷株式会社

装丁・デザイン	岸野祐美（京田クリエーション）
表紙イラスト	KINUE
本文イラスト	永見千春（京田クリエーション）
帯イラスト	つまようじ（京田クリエーション）

くもん出版ホームページアドレス　https://www.kumonshuppan.com/　　CD 34233

◆ 計算所要時間

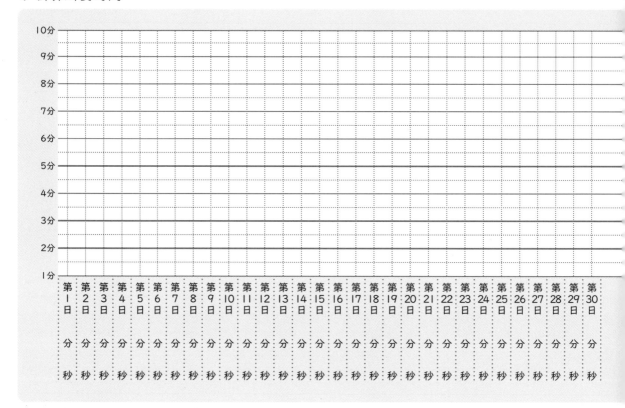

◆ 前頭葉機能検査

カウンティングテスト

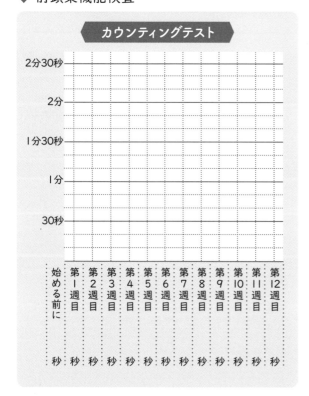

単語記憶テスト

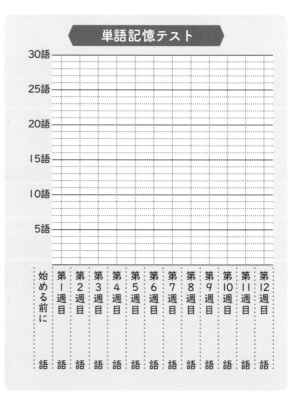